Vegan Sofralar

Sağlıklı Yaşamın Sırrı, Sebzelerin Gizli Lezzetleri

Aylin Karagöz

Bilgilendirme

Kavrulmuş Kavrulmuş Karnabahar 10
nohut körili fasulye 12
Körili mercimek 14
Kara lahana ve domatesli pesto salatası 16
Yavaş Tencere Fasulye Çorbası 17
Tofu Lokumu 19
Vegan Chipotle Burrito 21
Basit Vegan Siyah Fasulye Biber 24
Tavada kızartılmış Hint kırmızı mercimek ve domates 26
Nohut ve bezelye ile Levanten salatası 28
Havuç ve kakule çorbası 30
Karnabaharlı pilav ve Basmati pilavı 32
Vegan lahana salatası 34
Avokado kremalı makarna 36
Vegan Quorn Salatası 38
Vegan Makarna ve Peynir 39
Mexican Angel Hair Şehriye Çorbası 41
vejeteryan pizza 43
Çilek ve lahana salatası 45

Kızarmış tofu 46

kızarmış ıspanak 48

Kırmızı su teresi 50

kızarmış lahana 52

kızarmış Çin lahanası 54

Choy Sum Tuzlu Kızartma 56

kızarmış brokoli 57

Vegan Dolgulu Kabuklu Pizza 59

Vegan Alfredo Sos 60

avokado salatası sandviç 62

Vegan fajitalar 63

Marul ve domates salatası 65

Frisee ve Badem Salatası 67

Marul ve kaju fıstığı salatası 69

Iceberg marul ve yer fıstığı salatası 71

Friz ve Ceviz Salatası 73

Marul ve cevizli salata 75

Romaine marul, çeri domates ve badem salatası 76

Bibb Marul Domates ve Ceviz Salatası 77

domates ve badem ile Boston marul salatası 78

Salatalık ve bademli marul salatası 79

Kiraz domates ve macadamia fıstığı ile marul salatası 81

Kiraz domates ve kaju fıstığı ile marul salatası 83

Romaine marul, çeri domates ve macadamia fıstığı salatası 84

Elma ve cevizli iceberg marul salatası 85

Domates ve bademli marul salatası 87

Kiraz ve macadamia fıstığı salatası 89

Marul, üzüm ve cevizli salata 91

Tay fesleğen salatası 92

Nane yaprakları ve kaju fıstığı ile marul salatası 94

Domates ve fıstık ile marul salatası 95

Portakallı ve bademli tereyağlı marul salatası 96

Domates, marul ve bademli sade salata 98

Domates ve fındıklı marul salatası 99

Soğan ve tarhun ile Frisee marul salatası 100

Frisée domates, badem ve tarhun salatası 101

Domates ve fındıklı frisée salatası 102

Frisee ve Kabak Salatası 103

Romaine ve fındık salatası 104

Iceberg domates ve badem salatası 105

Frisee ve Beyaz Salata 106

Frisee ve Beyaz Salata 109

Fesleğenli marul ve vegan peynir 110

Romaine marul ve fıstık salatası 111

Macadamia Fındık Yağı Vinaigrette Frisee Domates ve Soğan Marul
.... 112

Romaine marul domates ve fıstık 114

Izgara Edamame Fasulye ve Kabak 115

Izgara lahana ve biber 117

Izgara Bamya ve Kabak 119

Izgara Enginar ve Romaine Marul 121

Lahana ve ızgara biber 122

Izgara Pancar ve Brokoli Bro 124

Izgara Edamame Fasulyesi ve Romaine Marul 126

Izgara Lahana ve Yeşil Biber 128

Izgara Kabak ve Lahana 130

Izgara Bamya ve Kırmızı Soğan 132

Izgara enginar ve kırmızı soğan 134

Izgara Lahana ve Romaine Marul 136

Izgara pancar ve havuç 138

Izgara havuç ve soğan 140

Izgara Peygamber Çiçeği ve Brokoli 142

Izgara Enginar Kalbi 144

Izgara Pancar ve Kuşkonmaz 146

ızgara lahana 148

Izgara Enginar 149

Izgara Bamya ve Kuşkonmaz 150

Izgara Lahana ve Romaine Marul 152

Edamame fasulyesi ve ızgara biber 154

Izgara bebek havuç ve yeşil biber 156

Izgara Enginar Kalbi ve Bal Soslu Bebek Mısır 158

Izgara pancar ve havuç 160

Izgara Bamya ve Enginar 162

Izgara Bamya ve Kırmızı Soğan 164

Edamame Fasulyesi ve Izgara Lahana...166

Izgara enginar, havuç ve lahana 168

Izgara Pancar ve Enginar Kalbi 170

İngiliz Hardal Soslu Izgara Kuşkonmaz 172

Izgara Düğme Mantar ve Shitake Mantarı 175

Chipotle ile Izgara Karnabahar 177

Miso ile Izgara Kuşkonmaz...179

Poblano Biberli Izgara Mısır 181

Sütsüz Yoğurtlu Izgara Brokoli 183

Limonlu Badem Soslu Izgara Mantar..185

Süper Hafif Izgara Rezene Ampulleri 187

Vegan Yoğurtlu Füme Izgara Havuç..188

kabak ve karnabahar ile mantar..190

Izgara Karnabahar ile Brokoli ve Kuşkonmaz..............................192

Bal ve Zencefilli Sır ile Izgara Havuç 194

Domatesli ızgara patlıcan spiralleri 196

Şiş Izgara Kabak 198

Teriyaki Sır Tarifi ile Shishito Biber Şiş 200

Vegan Peynirli Izgara Radicchio 201

Avokado ve domatesli fasulye kasesi 203

Kinoa Siyah Fasulye Kasesi 205

Soya soslu Brüksel lahanası 207

Vegan Teriyaki Spagetti 209
Vegan Spagetti alla Carbonara 211
Pirinç eriştesi ile salata 213
Vegan Spagetti Bolonez 215
Pesto ile doldurulmuş domatesler 217

Kavrulmuş Kavrulmuş Karnabahar

İÇİNDEKİLER

Her biri 1 karnabahar, yaprakları ve sapları soyulmuş ve lokma büyüklüğünde çiçeklere ayrılmış

1/2 büyük sarı soğan, ince şeritler halinde kesilmiş

2 yemek kaşığı sızma zeytinyağı

1/2 su bardağı donmuş bezelye

Baharat malzemeleri

1/2 yemek kaşığı kırmızı köri tozu

1/4 çay kaşığı ezilmiş kırmızı biber (isteğe bağlı)

Tatmak için deniz tuzu ve karabiber

Fırını 400ºF'ye ısıtın.

Çiçekleri bir kaseye koyun ve soğuk su altında durulayın.

Suyu boşaltmak.

Bir fırın tepsisini folyo ile hizalayın.

Karnabahar ve kırmızı soğanı tavaya koyun.

Zeytinyağını dökün ve sos malzemelerinin üzerine gezdirin.

Yukarıda belirtilen malzemeleri dikkatlice birleştirin.

Bir kez karıştırarak 45 dakika pişirin.

Karnabahar pişerken 1/2 su bardağı bezelyeyi eritin.

45 dakika sonra karnabahar karışımını ocaktan alın ve bezelyeleri ekleyin.

Her şeyi yağ ve baharatlarla baharatlayın ve ayarlayın.

nohut körili fasulye

İÇİNDEKİLER

2 yemek kaşığı sızma zeytinyağı

1 orta boy kırmızı soğan, doğranmış

4 diş sarımsak, kıyılmış

2 15 ons konserve nohut, süzülmüş

1 20 ons ketçap olabilir

1 bardak su

1 yemek kaşığı toz kırmızı köri

1/2 demet taze kişniş, durulanmış ve sapları çıkarılmış ve iri kıyılmış

Soğan ve sarımsağı bir tavada zeytinyağı ile orta ateşte yumuşayana kadar (yaklaşık 4 dakika) soteleyin.

Fasulyeleri süzün ve tencereye ekleyin.

Domates sosu, su ve köri tozunu ekleyin.

Karıştırın her şey iyice karıştırılır.

Orta ateşte pişirin.

Tencereye kişniş ekleyin.

Sos koyu bir kıvam alana kadar karıştırarak pişirin.

Körili mercimek

İÇİNDEKİLER

1 yemek kaşığı sızma zeytinyağı

3 diş sarımsak, kıyılmış

1 orta boy kırmızı soğan, doğranmış

3 orta boy havuç (1/2 lb)

1 su bardağı çiğ kahverengi mercimek

2 yemek kaşığı sıcak köri tozu

15 ons konserve ketçap *

Deniz tuzu

1/2 demet taze kişniş (isteğe bağlı)

Mercimekleri tepsiye dizin.

Bir tencerede 3 su bardağı suyu kaynatın.

Mercimek ekleyin.

Bir kaynamaya getirin ve ısıyı azaltın.

Örtün ve 20 dakika veya mercimekler yumuşayana kadar pişirin.

Mercimekleri süzün.

Soğan, sarımsak ve havuçları bir tavada zeytinyağı ile orta ateşte soğanlar yarı saydam olana kadar soteleyin.

Köri tozunu ekleyin ve bir dakika daha kızartın.

Mercimekleri, domates sosuyla birlikte tavaya ekleyin.

Karıştırın ve yaklaşık 5 dakika pişirin.

Gerekirse daha fazla tuz ekleyin.

Kişniş ile süsleyin ve pirinç, naan, pide veya çıtır ekmek üzerinde servis yapın.

Kara lahana ve domatesli pesto salatası

İÇİNDEKİLER

6 su bardağı lahana, ince kıyılmış

15 ons konserve beyaz fasulye, durulanmış ve süzülmüş

1 su bardağı pişmiş queorn *, doğranmış

1 su bardağı çeri domates, ikiye bölünmüş

1/2 su bardağı pesto

1 büyük limon, dilimler halinde kesilmiş

Pesto ve limon hariç tüm malzemeleri bir kapta birleştirin

Pestoyu ekleyin ve kaplanana kadar karıştırın.

limon ile süsleyin

Yavaş Tencere Fasulye Çorbası

İÇİNDEKİLER

2 yemek kaşığı sızma zeytinyağı

6 diş sarımsak, kıyılmış

1 orta boy kırmızı soğan, doğranmış

1/2 pound havuç, ince halkalar halinde dilimlenmiş

4 kereviz çubuğu (1/2 demet), dilimlenmiş

1 pound kurutulmuş, soyulmamış, durulanmış ve süzülmüş barbunya fasulyesi

1 bütün defne yaprağı

1 çay kaşığı kuru biberiye

1/2 çay kaşığı kuru kekik

1/2 çay kaşığı İspanyol kırmızı biber

Taze çekilmiş karabiber (bir karabiber değirmeninde 15-20 ayar)

1 1/2 çay kaşığı tuz veya tatmak için daha fazla

Yavaş pişiriciye zeytinyağı, sarımsak, soğan, kereviz ve havuç ekleyin.

Yavaş pişiriciye fasulye, defne yaprağı, biberiye, kekik, kırmızı biber ve biraz taze çekilmiş biber ekleyin.

Yavaş pişiriciye 6 bardak su ekleyin ve malzemeleri birleştirin.

Örtün ve 4 1/2 saat düşük veya yüksek 8 saat pişirin.

Pişirdikten sonra çorbayı karıştırın ve fasulyeleri ezin.

Gerekirse daha fazla deniz tuzu ekleyin.

Tofu Lokumu

içindekiler

½ kırmızı lahana, doğranmış

4 tepeleme yemek kaşığı yağsız yoğurt

3 kaşık nane sosu

3 paket 200g tofu, her biri 15 küp halinde kesilmiş

2 yemek kaşığı tandır köri ezmesi

2 yemek kaşığı zeytinyağı

2 kırmızı soğan, dilimlenmiş

2 büyük diş sarımsak, dilimlenmiş

8 chapati

2 limon, dörde bölünmüş

Lahana, sütsüz yoğurt ve nane sosunu bir kapta karıştırın.

Tuz ve karabiber serpin ve bir kenara koyun.

Tofu, tandır makarnası ve 1 yemek kaşığı yağ ekleyin.

Yağı bir tavada ısıtın ve tofuyu kızarana kadar partiler halinde pişirin.

Tofuyu tavadan çıkarın.

Kalan yağı ekleyin, soğanları ve sarımsağı soteleyin ve 9 dakika pişirin.

Tofuyu tavaya geri koyun

Daha fazla tuz ekleyin.

Toplamak

Çapatileri paketin üzerindeki talimatlara göre ısıtın.

Her birini lahana, tofu ve bir miktar limon suyu ile süsleyin.

Vegan Chipotle Burrito

içindekiler

125 gr basmati pirinci

1 yemek kaşığı sızma zeytinyağı

3 diş sarımsak, kıyılmış

400 gr siyah fasulye konservesi, süzülmüş ve durulanmış

1 yemek kaşığı elma sirkesi

1 çay kaşığı bal

1 yemek kaşığı chipotle ezmesi

100 gr kıyılmış lahana

1 avokado yarıya ve dilimlenmiş

1 orta boy domates, doğranmış

1 küçük sarı soğan, doğranmış

Hizmet etmek için (isteğe bağlı)

sıcak chipotle sosu

Kişniş yaprakları

kireç takozlar

Pirinci paketin üzerindeki tarife göre pişirin ve sıcak tutun.

Yağı bir tavada ısıtın, sarımsağı ekleyin ve altın kahverengi olana kadar karıştırın.

Fasulyeleri, sirkeyi, balı ve cipsleri ekleyin.

Deniz tuzu ile tatlandırın

2 dakika pişirin.

Lahanayı bir dakika haşlayın. ve fazla nemi boşaltın.

Pirinci eşit olarak bölün. Bowling oyunu.

Fasulye, lahana, avokado, domates ve soğan ile süsleyin.

Acı sos, kişniş ve limon dilimleri serpin.

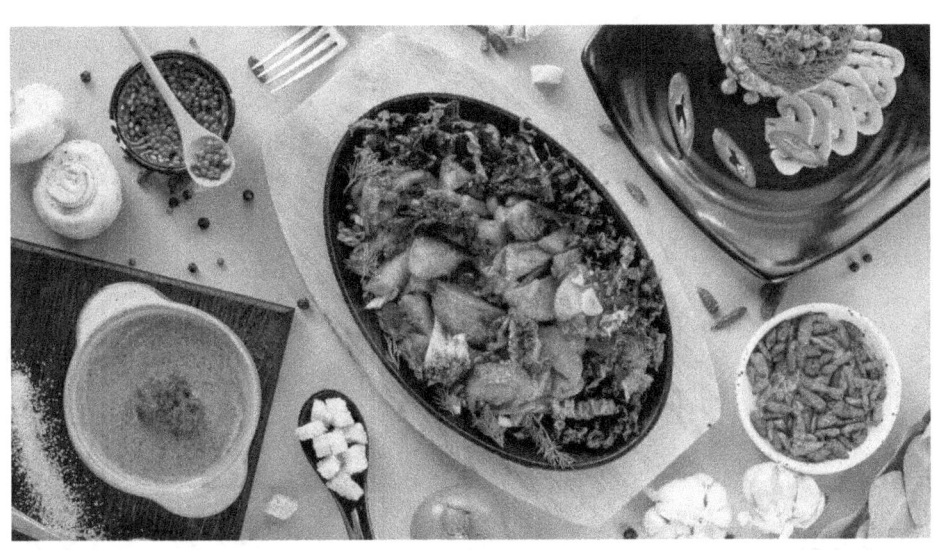

Basit Vegan Siyah Fasulye Biber

içindekiler

2 yemek kaşığı sızma zeytinyağı

6 diş sarımsak, ince kıyılmış

2 büyük kırmızı soğan, doğranmış

3 yemek kaşığı tatlı yenibahar veya hafif biber tozu

3 yemek kaşığı öğütülmüş kimyon

Tatmak için deniz tuzu

3 yemek kaşığı elma sirkesi

2 kaşık bal

2 (14 oz.) kutu doğranmış domates

2 (14 oz.) kutu siyah fasulye, durulanmış ve süzülmüş

Garnitür için: ufalanmış vegan peynir, doğranmış soğan, dilimlenmiş turp, avokado parçaları, ekşi krema

Zeytinyağını ısıtın ve sarımsak ve soğanı yumuşayana kadar kızartın.

Yenibahar ve kimyonu ekleyip 3 dakika pişirin,

Sirke, bal, domates ve deniz tuzunu ekleyin.

10 dakika daha pişirin.

Fasulyeleri ekleyin ve 10 dakika daha pişirin.

Pirinçle servis yapın ve garnitür serpin.

Tavada kızartılmış Hint kırmızı mercimek ve domates

içindekiler

200 gr kırmızı mercimek, yıkanmış

Vegansanız 2 yemek kaşığı zeytinyağı

1 küçük kırmızı soğan, ince kıyılmış

4 diş sarımsak, ince kıyılmış

bir tutam zerdeçal

½ çay kaşığı garam masala

kişniş, servis için

1 küçük domates, doğranmış

Mercimekleri 1 litre su ve biraz tuz ile haşlayın. 25 dakika kaynamaya bırakın, baloncukları üstten sıyırın.

Örtün ve kalınlaşana kadar 40 dakika daha pişirin.

Orta ateşte bir tavada yağı ısıtın.

Soğan ve sarımsağı soğan yumuşayana kadar soteleyin.

Zerdeçal ve garam masala ekleyin ve bir dakika daha pişirin.

Mercimekleri bir kaseye koyun ve soğanların yarısı ile süsleyin.

Salantro ve domatesle süsleyin.

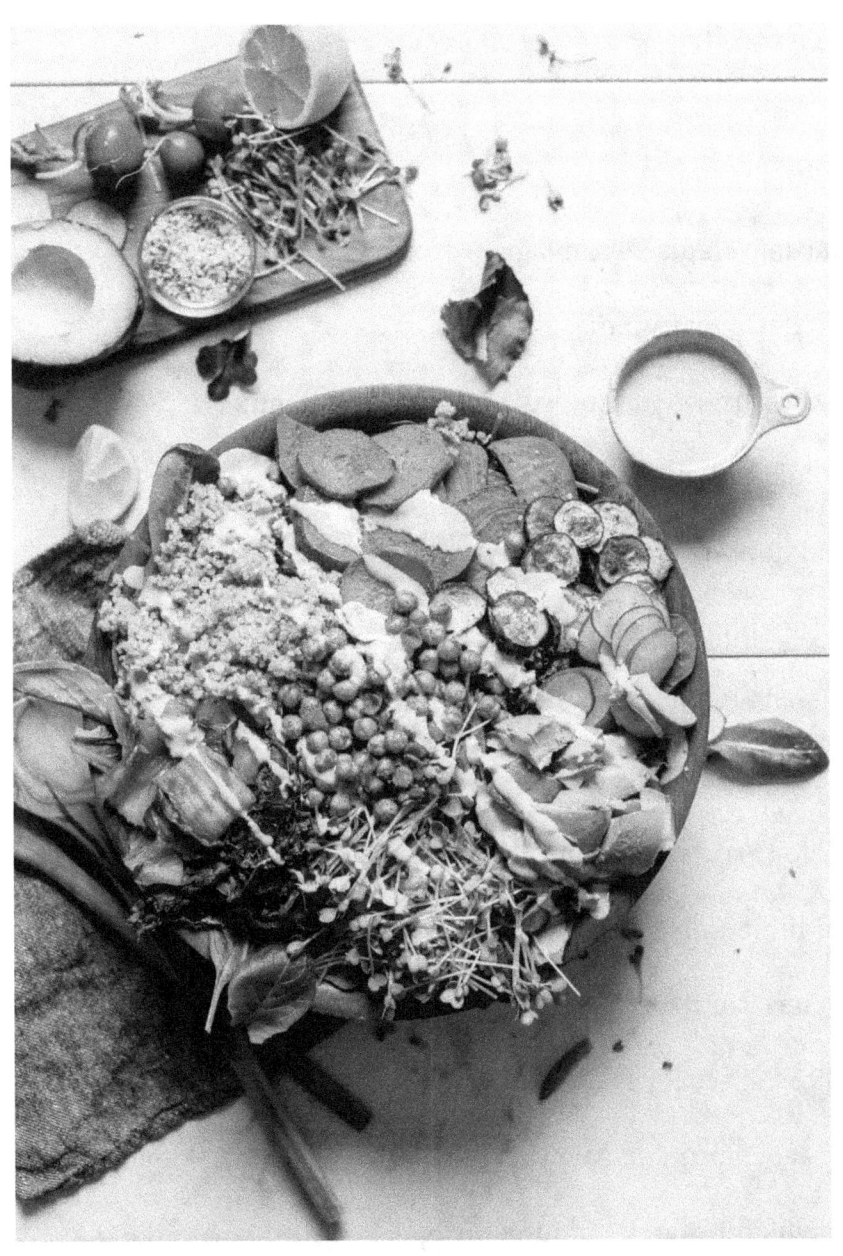

Nohut ve bezelye ile Levanten salatası

içindekiler

½ su bardağı sızma zeytinyağı

1 yemek kaşığı garam masala

2 (14 oz.) konserve nohut, süzülmüş ve durulanmış

1/2 kiloluk karışık tahıl torbası

½ pound dondurulmuş bezelye

2 limon, soyulmuş ve sıkılmış

1 büyük paket maydanoz, iri kıyılmış yapraklar

1 büyük nane yaprağı, kabaca doğranmış

Yarım kilo turp, iri kıyılmış

1 adet dilimlenmiş salatalık

nar taneleri, servis için

Fırını 392 derece F'ye ısıtın.

1 su bardağı garam masala yağı ekleyin ve biraz tuz ekleyin.

Bunu büyük bir tavada nohutla birleştirin, ardından 15 dakika pişirin. veya çıtır çıtır olana kadar.

Karışık tahılları, bezelyeyi ve limon kabuğu rendesini ekleyin.

Karıştırın ve yaklaşık 10 dakika tekrar fırına koyun.

Otları, turpları, salatalıkları, kalan yağı ve limon suyunu serpin.

Tuzla tatlandırın ve nar taneleri ile süsleyin.

Havuç ve kakule çorbası

içindekiler

1 büyük kırmızı soğan, ince doğranmış

4 diş yağ ile sarımsak, ezilmiş

1 büyük havuç, ince rendelenmiş

inç büyüklüğünde zencefil, soyulmuş ve ince kıyılmış

2 yemek kaşığı zeytinyağı

bir tutam zerdeçal

10 kakule kabuğunun tohumları

1 çay kaşığı kimyon, tohum veya öğütülmüş

kırmızı mercimek

1 su bardağı hafif hindistan cevizi sütü

1 limonun kabuğu ve suyu

bir tutam kırmızı biber gevreği

bir avuç maydanoz, kıyılmış

Bir tavada biraz yağı ısıtın ve soğan, sarımsak, havuç ve zencefili yumuşayana kadar pişirin.

Zerdeçal, kakule ve kimyon ekleyin.

Baharatların kokusu çıkana kadar birkaç dakika daha pişirin.

Mercimek, hindistan cevizi sütü, 1 su bardağı su ekleyin.

Mercimekler yumuşayıncaya kadar 15 dakika kısık ateşte pişirin ve kaynatın.

Bir daldırma blenderi ile karıştırın, çorbayı koyulaşana kadar karıştırın.

Limon kabuğu rendesi ve suyuyla süsleyin.

Tuz, karabiber ve aromatik bitkilerle tatlandırın.

Kaselere bölün ve daha fazla limon kabuğu rendesi serpin.

Karnabaharlı pilav ve Basmati pilavı

içindekiler

1 yemek kaşığı zeytinyağı

2 büyük kırmızı soğan, dilimlenmiş

Seçeceğiniz 1 yemek kaşığı köri ezmesi

½ pound basmati pirinci

karnabahar karnabahar

1 kilo nohut, yıkanmış ve süzülmüş

2 su bardağı sebze çorbası

1/8 bardak şeritli kızarmış badem

bir avuç kıyılmış kişniş

Yağı bir tavada ısıtın ve soğanları orta ateşte 5 dakika kahverengileşene kadar pişirin.

Köri ezmesini ekleyin ve 1 dakika pişirin.

Pirinç, karnabahar ve nohudu ekleyin.

Giyinmek için tüm bunları birleştirin.

Stoku ekleyin ve iyice karıştırın.

Örtün ve 12 1/2 dakika veya pirinç ve karnabahar yumuşayana ve tüm sıvı azalana kadar pişirin.

Badem ve kişniş ekleyin.

Vegan lahana salatası

İÇİNDEKİLER

¼ büyük bir lahana (375 gram / 13 oz), bıçak veya mandolin ile kıyılmış

1 büyük havuç, soyulmuş ve doğranmış

½ orta boy beyaz soğan, ince dilimlenmiş

Baharat malzemeleri

3 yemek kaşığı aquafaba (nohut pişirme sıvısı)

½ su bardağı kanola yağı

1 yemek kaşığı elma sirkesi

2 yemek kaşığı limon suyu

2 kaşık bal

½ çay kaşığı deniz tuzu veya tatmak için daha fazla

Sebzeleri bir kapta birleştirin.

Bir karıştırıcıda aquafaba'yı ekleyin ve yavaşça yağı dökün.

Diğer sos malzemelerini ekleyin ve karıştırın.

Bu sosu sebzelerin üzerine dökün ve birleştirmek için fırlatın.

Tatlandırın ve tuzla tatlandırın.

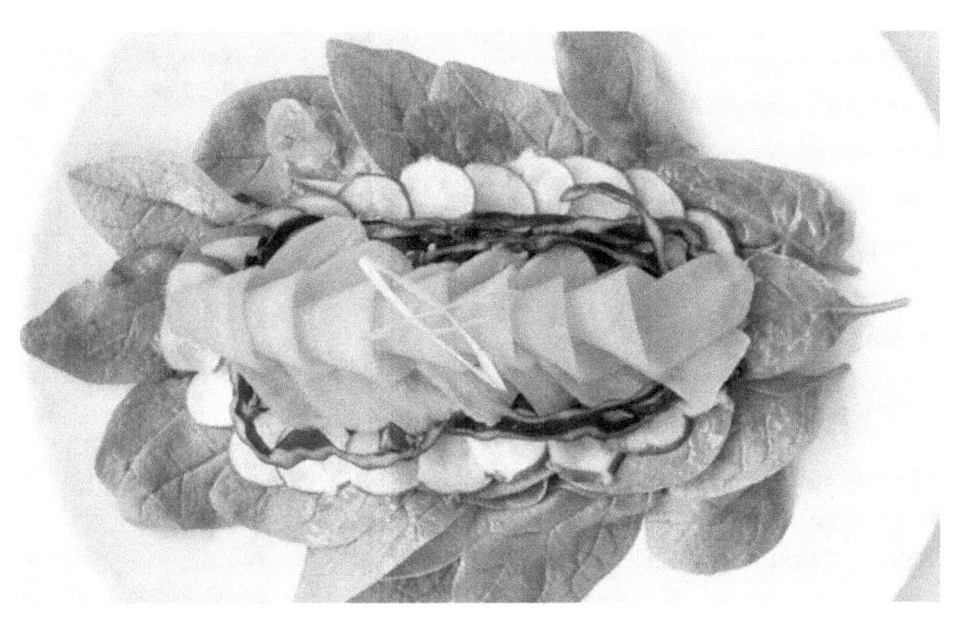

Avokado kremalı makarna

içindekiler

2 avokado, soyulmuş ve doğranmış

3 diş sarımsak, kıyılmış

1/2 limon suyu

1/4 fincan şekersiz badem sütü

1/4 su bardağı su

Tatmak için deniz tuzu

Tatmak için kırmızı biber gevreği

Süslemek için 4 adet ikiye bölünmüş çeri domates (isteğe bağlı)

2 su bardağı pişmiş makarna

Avokado, sarımsak ve limon suyunu bir karıştırıcıda karıştırın.

Badem sütünü ve suyu yavaş yavaş karışıma ekleyin.

Deniz tuzu ve kırmızı biber gevreği ekleyin.

Pişmiş makarnanızla tatlandırın.

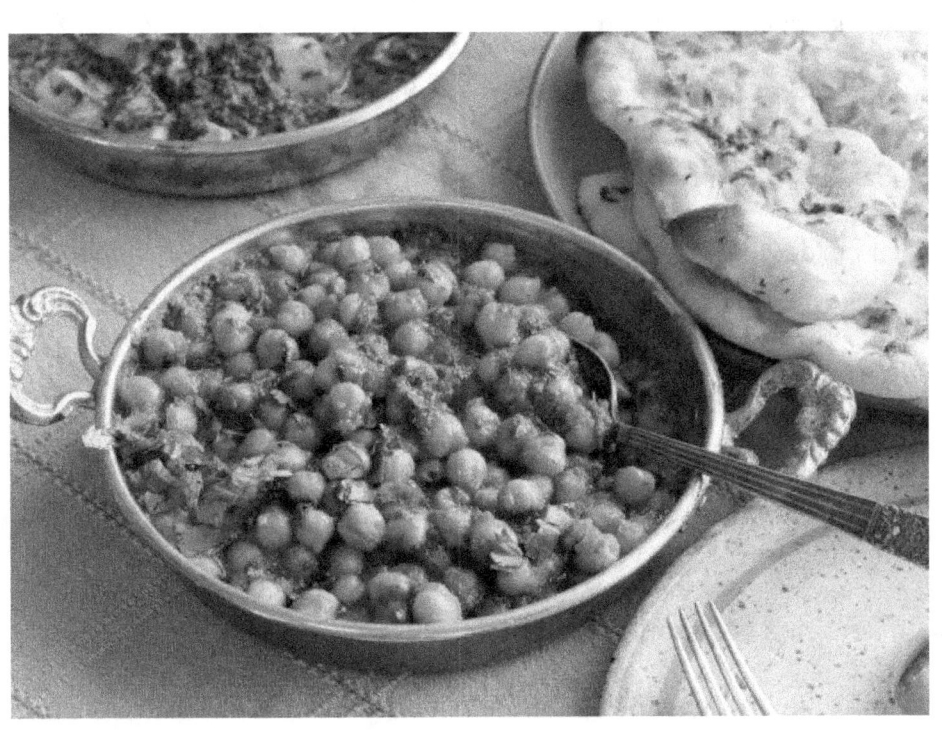

Vegan Quorn Salatası

16 ons pişmiş mısır

2 kaşık. taze limon suyu

1 adet doğranmış kereviz sapı

1/3 su bardağı kıyılmış yeşil soğan

1 su bardağı vegan mayonez

1 çay kaşığı İngiliz hardalı

Tatmak için deniz tuzu ve karabiber

Limon suyu, kereviz ve soğanı iyice karıştırın.

Bu karışıma vegan mayonezi ve hardalı ekleyin.

Deniz tuzu ve karabiberle tatlandırın.

Soğutun ve servis yapın.

Vegan Makarna ve Peynir

içindekiler

3 1/2 su bardağı dirsek makarna

1/2 su bardağı bitkisel margarin

1/2 su bardağı un

3 1/2 bardak kaynar su

1-2 kaşık. deniz tuzu

2 yemek kaşığı. soya sosu

1 1/2 çay kaşığı. sarımsak tozu

bir tutam zerdeçal

1/4 su bardağı zeytinyağı

1 su bardağı besleyici maya gevreği

İspanyol biberi, tatmak

Fırını 350 ° F'ye ısıtın.

Dirsek makarnasını paket yönlerine göre pişirin.

Erişteleri boşaltın.

Bir tavada vegan margarini kısık ateşte eriyene kadar ısıtın.

Unu ekleyin ve karıştırın.

Pürüzsüz ve kabarcıklı olana kadar orta ateşte karıştırmaya ve yükseltmeye devam edin.

Kaynar su, tuz, soya sosu, sarımsak tozu ve zerdeçal ekleyin ve karıştırın.

Eriyene kadar karıştırmaya devam edin.

Kalın ve kabarık hale geldiğinde, yağ ve maya pulları ile karıştırılır.

Sosun 3/4'ünü eriştelerle karıştırıp bir tavaya alın.

Kalan sosu dökün ve kırmızı biberle tatlandırın.

15 dakika pişirin.

Birkaç dakika çıtır çıtır olana kadar pişirin.

Mexican Angel Hair Şehriye Çorbası

5 büyük domates, büyük küpler halinde kesilmiş

1 orta boy kırmızı soğan, büyük küpler halinde kesilmiş

3 diş sarımsak

2 yemek kaşığı. zeytin yağı

16 ons 1 inçlik parçalara bölünmüş melek saç macunu

32 ons Sebze çorbası

1/2 çay kaşığı. deniz tuzu

1/2 çay kaşığı. karabiber

2 yemek kaşığı. Kekik

2 yemek kaşığı. kimyon

Biber gevreği, doğranmış serrano biberi veya doğranmış jalapeños, tatmak için (isteğe bağlı)

Süslemek için kişniş, soya sosu ve dilimlenmiş avokado (isteğe bağlı)

Domates, kırmızı soğan, sarımsak ve yağı ezin.

Bir ocağa aktarın ve orta ateşte pişirin.

Erişte, et suyu, tuz, karabiber, kekik ve kimyon ekleyin.

Biberleri, serrano biberlerini ekleyin.

13 1/2 dakika pişirin ve erişte yumuşayana kadar pişirin.

Kişniş, soya sosu veya avokado ile süsleyin.

vejeteryan pizza

içindekiler

1 adet vegan naan (Hint gözleme)

2 yemek kaşığı. domates sosu

1/4 su bardağı rendelenmiş vegan mozzarella (Daiya marka)

1/4 su bardağı kıyılmış taze şampanya mantarı

3 ince dilim domates

2 vegan quorn köfte, çözülmüş (dondurulmuşsa) ve küçük parçalar halinde kesilmiş

1 çay kaşığı vegan parmesan

Bir tutam kuru fesleğen

Bir tutam kurutulmuş kekik

½ çay kaşığı. deniz tuzu

Fırını 350ºF'ye ısıtın.

Naan'ı bir fırın tepsisine yerleştirin.

Sosu eşit şekilde üstüne yayın ve vegan mozzarella parçalarının yarısını serpin.

Mantarları, domates dilimlerini ve vegan köfte parçalarını ekleyin.

Vegan mozzarella parçalarının geri kalanıyla katmanlayın.

Vegan parmesan, fesleğen ve kekik ile hafifçe serpin.

25 dakika pişirin.

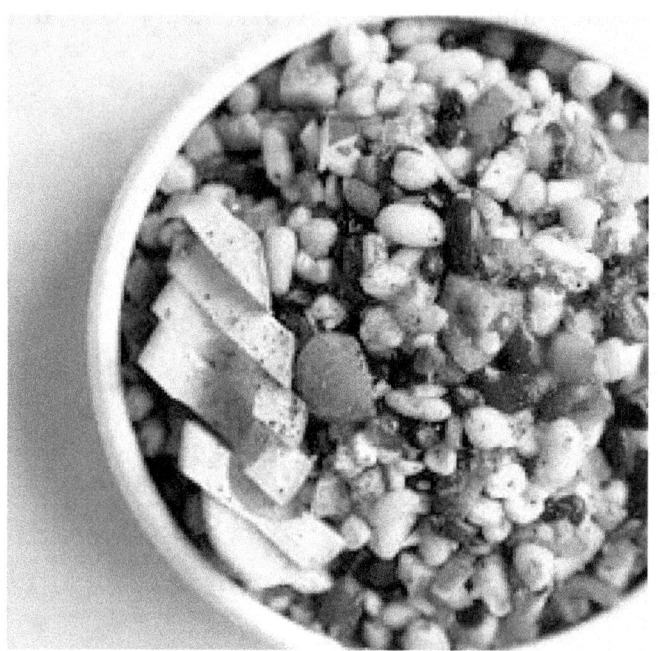

Çilek ve lahana salatası

içindekiler

1 demet karalahana, sapları çıkarılmış ve lokmalık parçalar halinde kesilmiş

1 pound çilek, dilimlenmiş

1/4 su bardağı dilimlenmiş badem

Baharat malzemeleri

1 limon suyu

3 yemek kaşığı. sızma zeytinyağı

1 çorba kaşığı. Bal

1/8 çay kaşığı deniz tuzu

1/8 çay kaşığı Beyaz biber

3-4 yemek kaşığı. Portakal suyu

Lahana, çilek ve bademleri bir kasede birleştirin.

Tüm sos malzemelerini karıştırıp salatanın üzerine gezdirin.

3-4 porsiyon için

Kızarmış tofu

1 paket haşlanmış tofu, süzülmüş ve parçalanmış

1/2 limon suyu

1/2 çay kaşığı. tuz

1/2 çay kaşığı. Hindistan safranı

1 çorba kaşığı. sızma zeytinyağı

1/4 su bardağı doğranmış yeşil biber

1/4 su bardağı doğranmış kırmızı soğan

3 diş sarımsak, kıyılmış

1 çorba kaşığı. kıyılmış maydanoz

1 çorba kaşığı. vegan pastırma parçaları (isteğe bağlı)

Biber, tatmak (isteğe bağlı)

Bir kapta öğütülmüş tofu, limon suyu, tuz ve zerdeçalı iyice karıştırın.

Yağı orta ateşte ısıtın ve biber, soğan ve sarımsağı ekleyin.

2 1/2 dakika veya yumuşayana kadar kızartın.

Tofu karışımını ekleyin ve 15 dakika pişirin.

Maydanoz, soya pastırması parçaları ve biberle süsleyin.

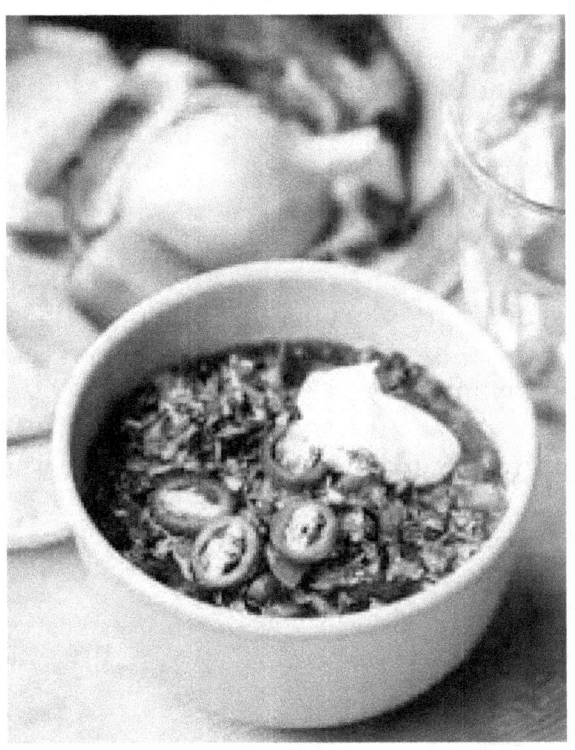

kızarmış ıspanak

1 paket sert ıspanak, durulanmış ve süzülmüş

1/2 limon suyu

1/2 çay kaşığı. tuz

1/2 çay kaşığı. Hindistan safranı

1 çorba kaşığı. sızma zeytinyağı

1/4 su bardağı doğranmış yeşil biber

1/4 su bardağı doğranmış kırmızı soğan

3 diş sarımsak, kıyılmış

1 çorba kaşığı. kıyılmış maydanoz

1 çorba kaşığı. vegan pastırma parçaları (isteğe bağlı)

Biber, tatmak (isteğe bağlı)

Bir kapta ıspanak, limon suyu, tuz ve zerdeçalı iyice karıştırın.

Yağı orta ateşte ısıtın ve biber, soğan ve sarımsağı ekleyin.

2 1/2 dakika veya yumuşayana kadar kızartın.

Tofu karışımını ekleyin ve 15 dakika pişirin.

Maydanoz, soya pastırması parçaları ve biberle süsleyin.

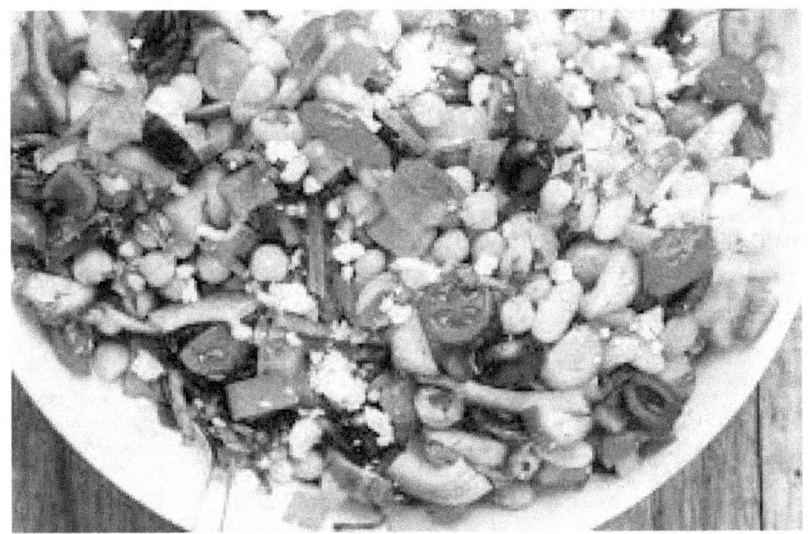

Kırmızı su teresi

1 paket sert su teresi, durulanmış ve süzülmüş

1/2 limon suyu

1/2 çay kaşığı. tuz

1/2 çay kaşığı. Hindistan safranı

1 çorba kaşığı. sızma zeytinyağı

1/4 su bardağı doğranmış yeşil biber

1/4 su bardağı doğranmış kırmızı soğan

3 diş sarımsak, kıyılmış

1 çorba kaşığı. kıyılmış maydanoz

1 çorba kaşığı. vegan pastırma parçaları (isteğe bağlı)

Biber, tatmak (isteğe bağlı)

Bir kapta su teresi, limon suyu, tuz ve zerdeçalı iyice karıştırın.

Yağı orta ateşte ısıtın ve biber, soğan ve sarımsağı ekleyin.

2 1/2 dakika veya yumuşayana kadar kızartın.

Tofu karışımını ekleyin ve 15 dakika pişirin.

Maydanoz, soya pastırması parçaları ve biberle süsleyin.

kızarmış lahana

1 paket yıkanmış ve süzülmüş karalahana

1/2 limon suyu

1/2 çay kaşığı. tuz

1/2 çay kaşığı. Hindistan safranı

1 çorba kaşığı. sızma zeytinyağı

1/4 su bardağı doğranmış yeşil biber

1/4 su bardağı doğranmış kırmızı soğan

3 diş sarımsak, kıyılmış

1 çorba kaşığı. kıyılmış maydanoz

1 çorba kaşığı. vegan pastırma parçaları (isteğe bağlı)

Biber, tatmak (isteğe bağlı)

Bir kapta lahana, limon suyu, tuz ve zerdeçalı iyice karıştırın.

Yağı orta ateşte ısıtın ve biber, soğan ve sarımsağı ekleyin.

2 1/2 dakika veya yumuşayana kadar kızartın.

Tofu karışımını ekleyin ve 15 dakika pişirin.

Maydanoz, soya pastırması parçaları ve biberle süsleyin.

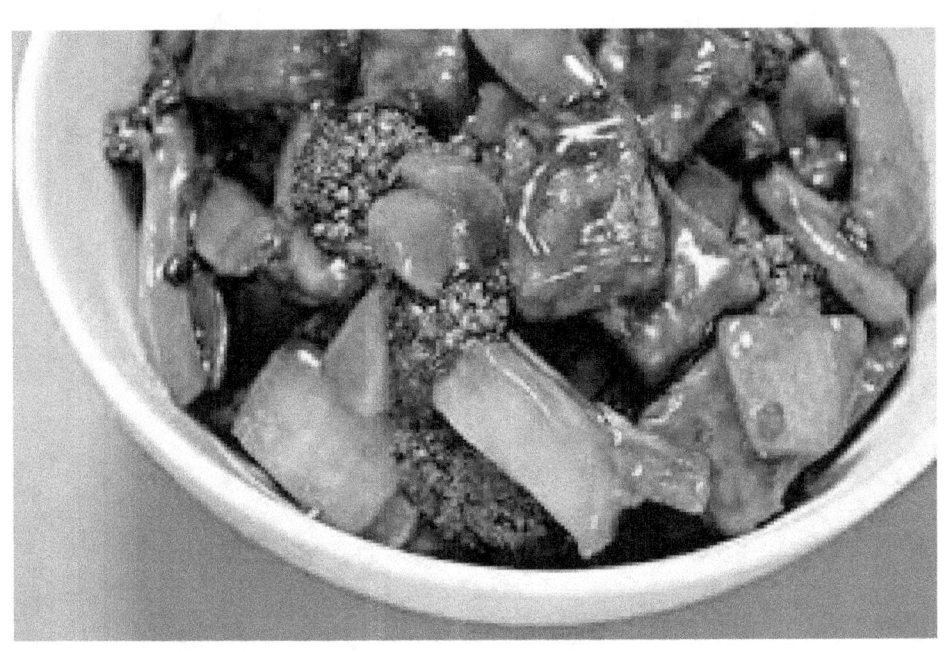

kızarmış Çin lahanası

1 demet Çin lahanası, durulanmış ve süzülmüş

1/2 çay kaşığı. tuz

1/2 çay kaşığı. Hindistan safranı

1 çorba kaşığı. sızma zeytinyağı

1/4 su bardağı doğranmış yeşil biber

1/4 su bardağı doğranmış kırmızı soğan

3 diş sarımsak, kıyılmış

1 çorba kaşığı. kıyılmış maydanoz

1 çorba kaşığı. vegan pastırma parçaları (isteğe bağlı)

Biber, tatmak (isteğe bağlı)

Bir kapta Çin lahanası ve tuzu iyice karıştırın.

Yağı orta ateşte ısıtın ve biber, soğan ve sarımsağı ekleyin.

2 1/2 dakika veya yumuşayana kadar kızartın.

Tofu karışımını ekleyin ve 15 dakika pişirin.

Maydanoz, soya pastırması parçaları ve biberle süsleyin.

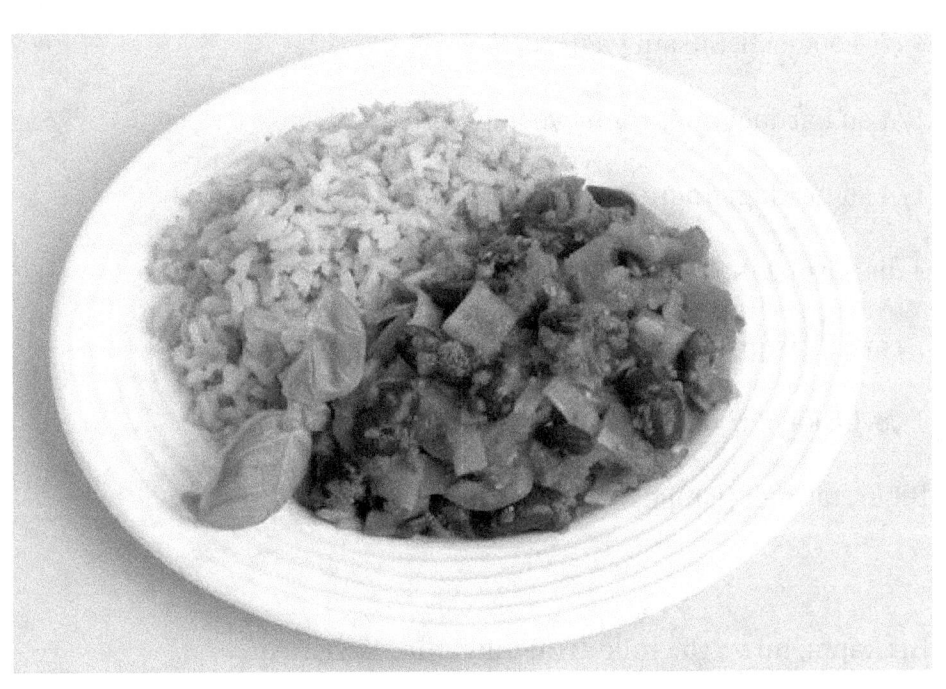

Choy Sum Tuzlu Kızartma

1 demet lahana, yıkanmış ve süzülmüş

1/2 çay kaşığı deniz tuzu

1 çorba kaşığı. Susam yağı

1/4 su bardağı doğranmış yeşil biber

1/4 su bardağı doğranmış kırmızı soğan

3 diş sarımsak, kıyılmış

1 çorba kaşığı. kıyılmış maydanoz

1 çorba kaşığı. vegan pastırma parçaları (isteğe bağlı)

Biber, tatmak (isteğe bağlı)

Bir kapta, un ve tuz miktarını dikkatlice karıştırın.

Yağı orta ateşte ısıtın ve biber, soğan ve sarımsağı ekleyin.

2 1/2 dakika veya yumuşayana kadar kızartın.

Tofu karışımını ekleyin ve 15 dakika pişirin.

Maydanoz, soya pastırması parçaları ve biberle süsleyin.

kızarmış brokoli

20 parça. brokoli, durulanmış, durulanmış ve süzülmüş

1/2 limon suyu

1/2 çay kaşığı. tuz

1/2 çay kaşığı. Hindistan safranı

1 çorba kaşığı. sızma zeytinyağı

1/4 su bardağı doğranmış yeşil biber

1/4 su bardağı doğranmış kırmızı soğan

3 diş sarımsak, kıyılmış

1 çorba kaşığı. kıyılmış maydanoz

1 çorba kaşığı. vegan pastırma parçaları (isteğe bağlı)

Biber, tatmak (isteğe bağlı)

Bir kapta brokoli, limon suyu, tuz ve zerdeçalı iyice karıştırın.

Yağı orta ateşte ısıtın ve biber, soğan ve sarımsağı ekleyin.

2 1/2 dakika veya yumuşayana kadar kızartın.

Tofu karışımını ekleyin ve 15 dakika pişirin.

Maydanoz, soya pastırması parçaları ve biberle süsleyin.

Vegan Dolgulu Kabuklu Pizza

içindekiler

1 kutu pizza hamuru (veya kendin yap)

1 blok vegan süt içermeyen mozzarella, şeritler halinde kesilmiş

1/3 su bardağı vegan pizza sosu

1 orta boy domates, ince dilimler halinde kesilmiş

3 taze fesleğen yaprağı, iri kıyılmış ve zeytinyağında atılmış

1 çorba kaşığı. sızma zeytinyağı

Fırını 450°'ye ısıtın.

Pizza hamurunu istediğiniz kalınlıkta açıp hafif yağlanmış ve unlanmış fırın tepsisine dizin.

Vegan mozzarellayı pizzanın kenarlarına yerleştirin ve hamurun kenarlarını her şeritte yuvarlayın ve bir peynir cebi oluşturmak için aşağı doğru bastırın.

Kalan süt içermeyen mozzarellayı parçalara ayırın.

Pizza sosunu hamurun üzerine yayın ve rendelenmiş vegan peynirini serpin.

Domates dilimleri ve fesleğen yaprakları ile süsleyin.

20 dakika veya kabuk altın kahverengi olana kadar pişirin.

Vegan Alfredo Sos

1/4 su bardağı vegan margarin

3 diş sarımsak, kıyılmış

2 su bardağı haşlanmış beyaz fasulye, yıkanmış ve süzülmüş

1 1/2 bardak şekersiz badem sütü

Tatmak için deniz tuzu ve karabiber

maydanoz (isteğe bağlı)

Vegan margarini kısık ateşte eritin.

Sarımsak ekleyin ve 2 buçuk dakika pişirin.

Bir mutfak robotuna aktarın, fasulyeleri ve 1 su bardağı badem sütünü ekleyin.

Pürüzsüz olana kadar karıştır.

Sosu kısık ateşte tavaya dökün ve tuz ve karabiberle tatlandırın.

Maydanozu ekleyin.

Isınana kadar pişirin.

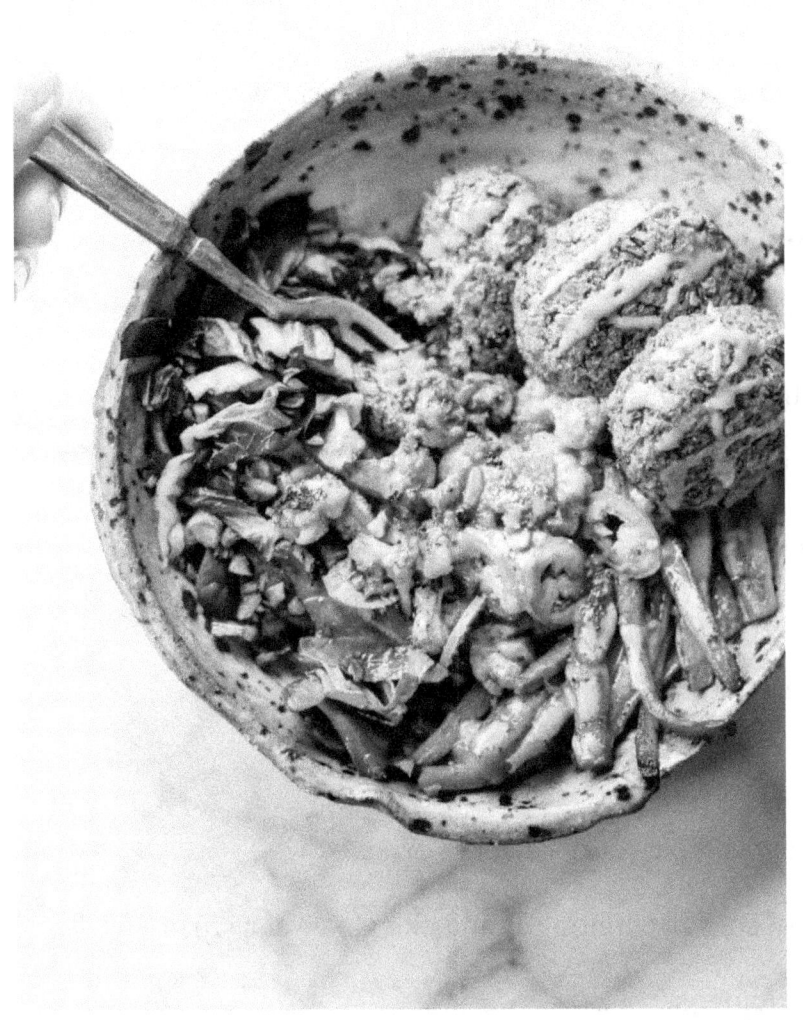

avokado salatası sandviç

1 15 ons nohut, durulanmış, süzülmüş ve derisi yüzülmüş olabilir

1 büyük avokado, olgun

1/4 su bardağı kıyılmış taze kişniş

2 yemek kaşığı. doğranmış yeşil soğan

1 misket limonunun suyu

Tatmak için deniz tuzu ve karabiber

seçtiğiniz ekmek

Marul

DOMATES

Nohut ve avokadoyu çatalla ezin.

Kişniş, yeşil soğan ve limon suyunu ekleyin ve karıştırın

Tuz ve karabiber serpin.

En sevdiğiniz ekmeğin üzerine yayın ve marul ve domatesle süsleyin.

Vegan fajitalar

içindekiler

1 konserve fasulye (15 oz)

1 konserve barbunya fasulyesi (15 ons), süzülmüş ve durulanmış

1/4 su bardağı sos

1 adet şeritler halinde kesilmiş kırmızı soğan

1 adet şeritler halinde kesilmiş yeşil biber

2 yemek kaşığı limon suyu

2 yemek kaşığı Fajita baharat karışımı (aşağıya bakın)

ekmeği

Fajita Çeşni Karışımı

1 çorba kaşığı. Mısır nişastası

2 çay kaşığı toz biber

1 çay kaşığı İspanyol kırmızı biber

1 çay kaşığı bal

1/2 çay kaşığı deniz tuzu

1/2 çay kaşığı soğan tozu

1/2 çay kaşığı sarımsak tozu

1/2 çay kaşığı öğütülmüş kimyon

1/8 çay kaşığı acı biber

Salsa ve yeniden kızartılmış fasulyeleri ısıtılana kadar pişirin.

Fajita baharatını ekleyin ve karıştırın (2 çay kaşığı geride bırakın) malzemeleri küçük bir kapta karıştırın.

Soğan, biber ve 2 çay kaşığı Baharatı Su ve misket limonu suyunda soteleyin

Sıvı buharlaşana ve sebzeler kahverengileşene kadar devam edin.

Fasulyeleri tortillanın ortasına dizin.

Kızarmış sebzeler ve baharatlarla kaplayın.

Yuvarlayın ve servis yapın.

Marul ve domates salatası

İçindekiler:

8 ons vegan peynir

6 su bardağı tereyağlı marul, 3 erişte, doğranmış

1/4 Avrupa veya çekirdeksiz salatalık, uzunlamasına ikiye bölünmüş, sonra ince dilimlenmiş

3 yemek kaşığı kıyılmış veya kıyılmış frenk soğanı

16 çeri domates

1/2 su bardağı dilimlenmiş ceviz

1/4 beyaz soğan, dilimlenmiş

2-3 yemek kaşığı kıyılmış tarhun yaprağı

Tatmak için biber ve tuz

elbise

1 küçük soğan, doğranmış

1 yemek kaşığı damıtılmış beyaz sirke

1/4 limon, sıkılmış, yaklaşık 2 çay kaşığı

1/4 su bardağı sızma zeytinyağı

Hazırlık

Tüm baharat malzemelerini bir mutfak robotunda birleştirin.

Bunları diğer malzemelerle birlikte düzenleyin ve iyice karıştırın.

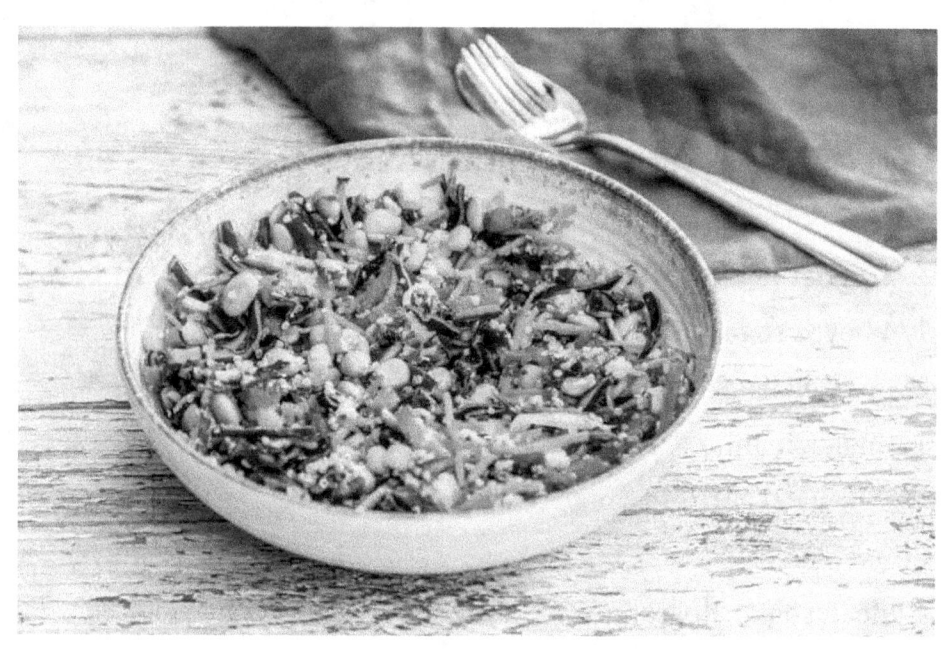

Frisee ve Badem Salatası

İçindekiler:

8 ons vegan peynir

6-7 su bardağı Frisee marulu, 3 yaprak, doğranmış

1/4 Avrupa veya çekirdeksiz salatalık, uzunlamasına ikiye bölünmüş, sonra ince dilimlenmiş

3 yemek kaşığı kıyılmış veya kıyılmış frenk soğanı

16 çeri domates

1/2 su bardağı dilimlenmiş badem

1/4 beyaz soğan, dilimlenmiş

2-3 yemek kaşığı kıyılmış tarhun yaprağı

Tatmak için biber ve tuz

elbise

1 küçük soğan, doğranmış

1 yemek kaşığı damıtılmış beyaz sirke

1/4 limon, sıkılmış, yaklaşık 2 çay kaşığı

1/4 su bardağı sızma zeytinyağı

Hazırlık

Tüm baharat malzemelerini bir mutfak robotunda birleştirin.

Bunları diğer malzemelerle birlikte düzenleyin ve iyice karıştırın.

Marul ve kaju fıstığı salatası

İçindekiler:

8 ons vegan peynir

6 ila 7 bardak marul, 3 demet, doğranmış

1/4 Avrupa veya çekirdeksiz salatalık, uzunlamasına ikiye bölünmüş, sonra ince dilimlenmiş

3 yemek kaşığı kıyılmış veya kıyılmış frenk soğanı

16 çeri domates

1/2 su bardağı kaju fıstığı, dilimlenmiş

1/4 beyaz soğan, dilimlenmiş

2-3 yemek kaşığı kıyılmış biberiye yaprağı

Tatmak için biber ve tuz

elbise

1 küçük soğan, doğranmış

1 yemek kaşığı damıtılmış beyaz sirke

1/4 limon, sıkılmış, yaklaşık 2 çay kaşığı

1/4 su bardağı sızma zeytinyağı

Hazırlık

Tüm baharat malzemelerini bir mutfak robotunda birleştirin.

Bunları diğer malzemelerle birlikte düzenleyin ve iyice karıştırın.

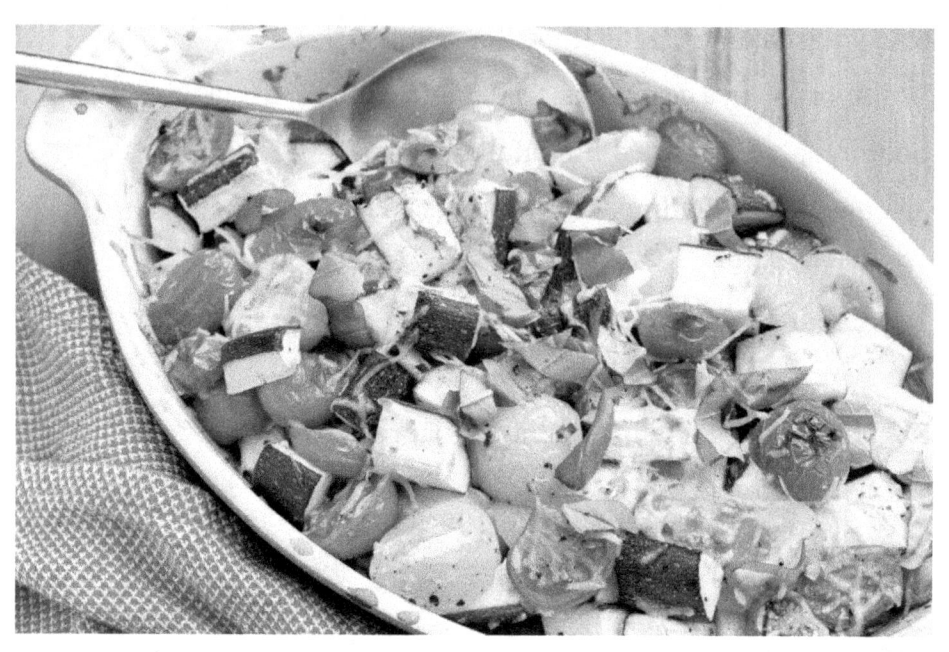

Iceberg marul ve yer fıstığı salatası

İçindekiler:

6 ila 7 su bardağı marul, 3 köfte, doğranmış

1/4 çekirdeksiz salatalık, boyuna ikiye bölünmüş ve ardından ince dilimlenmiş

3 yemek kaşığı kıyılmış veya kıyılmış frenk soğanı

16 çeri domates

1/2 su bardağı fıstık

1/4 vidalla soğan, dilimlenmiş

2-3 yemek kaşığı kıyılmış kekik yaprağı

Tatmak için biber ve tuz

8 ons vegan peynir

elbise

1 küçük soğan, doğranmış

1 yemek kaşığı damıtılmış beyaz sirke

1/4 limon, sıkılmış, yaklaşık 2 çay kaşığı

1/4 su bardağı sızma zeytinyağı

½ çay kaşığı. İngiliz hardalı

Hazırlık

Tüm baharat malzemelerini bir mutfak robotunda birleştirin.

Bunları diğer malzemelerle birlikte düzenleyin ve iyice karıştırın.

Friz ve Ceviz Salatası

İçindekiler:

7 su bardağı frisee marul, 3 demet, doğranmış

1/4 salatalık, uzunlamasına ikiye bölünmüş, ardından ince dilimlenmiş

3 yemek kaşığı kıyılmış veya kıyılmış frenk soğanı

16 çeri domates

1/2 su bardağı kıyılmış ceviz

1/4 beyaz soğan, dilimlenmiş

2-3 yemek kaşığı kıyılmış tarhun yaprağı

Tatmak için biber ve tuz

8 ons vegan peynir

elbise

1 küçük soğan, doğranmış

1 yemek kaşığı damıtılmış beyaz sirke

1/4 limon, sıkılmış, yaklaşık 2 çay kaşığı

1/4 su bardağı sızma zeytinyağı

Hazırlık

Tüm baharat malzemelerini bir mutfak robotunda birleştirin.

Bunları diğer malzemelerle birlikte düzenleyin ve iyice karıştırın.

Marul ve cevizli salata

İçindekiler:

6 ila 7 bardak tereyağlı marul, 3 sargı, doğranmış

1/4 Avrupa veya çekirdeksiz salatalık, uzunlamasına ikiye bölünmüş, sonra ince dilimlenmiş

3 yemek kaşığı kıyılmış veya kıyılmış frenk soğanı

16 çeri domates

1/2 su bardağı dilimlenmiş ceviz

1/4 kırmızı soğan dilimlenmiş

2-3 yemek kaşığı kıyılmış tarhun yaprağı

Tatmak için biber ve tuz

8 ons vegan peynir

elbise

1 küçük soğan, doğranmış

1 yemek kaşığı damıtılmış beyaz sirke

1/4 limon, sıkılmış, yaklaşık 2 çay kaşığı

1/4 su bardağı sızma zeytinyağı

1 çorba kaşığı. yumurtasız mayonez

Hazırlık

Tüm baharat malzemelerini bir mutfak robotunda birleştirin.

Bunları diğer malzemelerle birlikte düzenleyin ve iyice karıştırın.

Romaine marul, çeri domates ve badem salatası

İçindekiler:

6 ila 7 bardak marul, 3 demet, soyulmuş

1/4 Avrupa veya çekirdeksiz salatalık, uzunlamasına ikiye bölünmüş, sonra ince dilimlenmiş

3 yemek kaşığı kıyılmış veya kıyılmış frenk soğanı

16 çeri domates

1/2 su bardağı dilimlenmiş badem

1/4 beyaz soğan, dilimlenmiş

2 kaşık. Provence Otları

Tatmak için biber ve tuz

6 ons vegan peynir

elbise

1 küçük soğan, doğranmış

1 yemek kaşığı damıtılmış beyaz sirke

1/4 limon, sıkılmış, yaklaşık 2 çay kaşığı

1/4 su bardağı sızma zeytinyağı

Hazırlık

Tüm baharat malzemelerini bir mutfak robotunda birleştirin.

Bunları diğer malzemelerle birlikte düzenleyin ve iyice karıştırın.

Bibb Marul Domates ve Ceviz Salatası

İçindekiler:

7 bardak Bibb marul, 3 demet, doğranmış

1/4 Avrupa veya çekirdeksiz salatalık, uzunlamasına ikiye bölünmüş, sonra ince dilimlenmiş

3 yemek kaşığı kıyılmış veya kıyılmış frenk soğanı

16 çeri domates

1/2 su bardağı dilimlenmiş ceviz

1/4 beyaz soğan, dilimlenmiş

2-3 yemek kaşığı kıyılmış tarhun yaprağı

Tatmak için biber ve tuz

8 ons vegan peynir

elbise

1 küçük soğan, doğranmış

1 yemek kaşığı damıtılmış beyaz sirke

1/4 limon, sıkılmış, yaklaşık 2 çay kaşığı

1/4 su bardağı sızma zeytinyağı

yumurtasız mayonez

Hazırlık

Tüm baharat malzemelerini bir mutfak robotunda birleştirin.

Bunları diğer malzemelerle birlikte düzenleyin ve iyice karıştırın.

domates ve badem ile Boston marul salatası

İçindekiler:

6 su bardağı Boston marulu, 3 demet, soyulmuş

1/4 Avrupa veya çekirdeksiz salatalık, uzunlamasına ikiye bölünmüş, sonra ince dilimlenmiş

3 yemek kaşığı kıyılmış veya kıyılmış frenk soğanı

16 çeri domates

1/2 su bardağı dilimlenmiş badem

1/4 kırmızı soğan dilimlenmiş

2-3 yemek kaşığı kıyılmış tarhun yaprağı

Tatmak için biber ve tuz

8 ons vegan peynir

elbise

1 küçük soğan, doğranmış

1 yemek kaşığı damıtılmış beyaz sirke

1/4 limon, sıkılmış, yaklaşık 2 çay kaşığı

1/4 su bardağı sızma zeytinyağı

1 çay kaşığı Dijon hardalı

Hazırlık

Tüm baharat malzemelerini bir mutfak robotunda birleştirin.

Bunları diğer malzemelerle birlikte düzenleyin ve iyice karıştırın.

Salatalık ve bademli marul salatası

İçindekiler:

6 ila 7 bardak marul, 3 demet, soyulmuş

1/4 salatalık, uzunlamasına ikiye bölünmüş, ardından ince dilimlenmiş

3 yemek kaşığı kıyılmış veya kıyılmış frenk soğanı

2 mango, doğranmış

1/2 su bardağı dilimlenmiş badem

1/4 beyaz soğan, dilimlenmiş

2-3 yemek kaşığı kıyılmış tarhun yaprağı

Tatmak için biber ve tuz

8 ons vegan peynir

elbise

1 küçük soğan, doğranmış

1 yemek kaşığı damıtılmış beyaz sirke

1/4 kireç, sıkılmış, yaklaşık 2 çay kaşığı

1/4 su bardağı sızma zeytinyağı

1 çorba kaşığı. Bal

1 çay kaşığı İngiliz hardalı

Hazırlık

Tüm baharat malzemelerini bir mutfak robotunda birleştirin.

Bunları diğer malzemelerle birlikte düzenleyin ve iyice karıştırın.

Kiraz domates ve macadamia fıstığı ile marul salatası

İçindekiler:

7 su bardağı kök marul, 3 demet, parçalar halinde kesilmiş

1/4 Avrupa veya çekirdeksiz salatalık, uzunlamasına ikiye bölünmüş, sonra ince dilimlenmiş

3 yemek kaşığı kıyılmış veya kıyılmış frenk soğanı

16 çeri domates

1/2 su bardağı macadamia fıstığı

1/4 kırmızı soğan dilimlenmiş

2 veya 3 yemek kaşığı taze kekik

Tatmak için biber ve tuz

8 ons vegan peynir

elbise

1 küçük soğan, doğranmış

1 yemek kaşığı damıtılmış beyaz sirke

1/4 limon, sıkılmış, yaklaşık 2 çay kaşığı

1/4 su bardağı sızma zeytinyağı

1 çorba kaşığı. Bal

1 çay kaşığı Dijon hardalı

Hazırlık

Tüm baharat malzemelerini bir mutfak robotunda birleştirin.

Bunları diğer malzemelerle birlikte düzenleyin ve iyice karıştırın.

Kiraz domates ve kaju fıstığı ile marul salatası

İçindekiler:

7 su bardağı tereyağlı marul, 3 erişte, doğranmış

1/4 Avrupa veya çekirdeksiz salatalık, uzunlamasına ikiye bölünmüş, sonra ince dilimlenmiş

3 yemek kaşığı kıyılmış veya kıyılmış frenk soğanı

15 çeri domates

1/2 su bardağı kaju fıstığı

1/4 beyaz soğan, dilimlenmiş

2-3 yemek kaşığı kıyılmış tarhun yaprağı

Tatmak için biber ve tuz

8 ons vegan peynir

elbise

1 küçük soğan, doğranmış

1 yemek kaşığı damıtılmış beyaz sirke

1/4 limon, sıkılmış, yaklaşık 2 çay kaşığı

1/4 su bardağı sızma zeytinyağı

Hazırlık

Tüm baharat malzemelerini bir mutfak robotunda birleştirin.

Bunları diğer malzemelerle birlikte düzenleyin ve iyice karıştırın.

Romaine marul, çeri domates ve macadamia fıstığı salatası

İçindekiler:

6 ½ su bardağı marul, 3 demet, soyulmuş

1/4 Avrupa veya çekirdeksiz salatalık, uzunlamasına ikiye bölünmüş, sonra ince dilimlenmiş

3 yemek kaşığı kıyılmış veya kıyılmış frenk soğanı

16 çeri domates

1/2 su bardağı macadamia fıstığı

1/4 beyaz soğan, dilimlenmiş

2-3 yemek kaşığı kıyılmış tarhun yaprağı

Tatmak için biber ve tuz

8 ons vegan peynir

elbise

1 küçük soğan, doğranmış

1 yemek kaşığı damıtılmış beyaz sirke

1/4 limon, sıkılmış, yaklaşık 2 çay kaşığı

1/4 su bardağı sızma zeytinyağı

Hazırlık

Tüm baharat malzemelerini bir mutfak robotunda birleştirin.

 Bunları diğer malzemelerle birlikte düzenleyin ve iyice karıştırın.

Elma ve cevizli iceberg marul salatası

İçindekiler:

8 ons vegan peynir

6 ila 7 su bardağı marul, 3 köfte, doğranmış

1/4 Avrupa veya çekirdeksiz salatalık, uzunlamasına ikiye bölünmüş, sonra ince dilimlenmiş

3 yemek kaşığı kıyılmış veya kıyılmış frenk soğanı

2 elma, özlü ve 2 inçlik küpler halinde kesilmiş

1/2 su bardağı dilimlenmiş ceviz

1/4 beyaz soğan, dilimlenmiş

2-3 yemek kaşığı kıyılmış tarhun yaprağı

Tatmak için biber ve tuz

elbise

1 küçük soğan, doğranmış

2 yemek kaşığı damıtılmış beyaz sirke

1/4 su bardağı susam yağı

1 çay kaşığı bal

½ çay kaşığı. yumurtasız mayonez

Hazırlık

Tüm baharat malzemelerini bir mutfak robotunda birleştirin.

Bunları diğer malzemelerle birlikte düzenleyin ve iyice karıştırın.

Domates ve bademli marul salatası

İçindekiler:

8 ons vegan peynir

7 su bardağı marul, 3 demet, soyulmuş

1/4 Avrupa veya çekirdeksiz salatalık, uzunlamasına ikiye bölünmüş, sonra ince dilimlenmiş

3 yemek kaşığı kıyılmış veya kıyılmış frenk soğanı

16 çeri domates

1/2 su bardağı dilimlenmiş badem

1/4 kırmızı soğan dilimlenmiş

2 veya 3 yemek kaşığı kıyılmış kekik

Tatmak için biber ve tuz

elbise

1 küçük soğan, doğranmış

1 yemek kaşığı damıtılmış beyaz sirke

1/4 limon, sıkılmış, yaklaşık 2 çay kaşığı

1/4 su bardağı sızma zeytinyağı

1 çorba kaşığı. yumurtasız mayonez

Hazırlık

Tüm baharat malzemelerini bir mutfak robotunda birleştirin.

Bunları diğer malzemelerle birlikte düzenleyin ve iyice karıştırın.

Kiraz ve macadamia fıstığı salatası

İçindekiler:

6-7 su bardağı Frisee marulu, 3 yaprak, doğranmış

1/4 Avrupa veya çekirdeksiz salatalık, uzunlamasına ikiye bölünmüş, sonra ince dilimlenmiş

3 yemek kaşığı kıyılmış veya kıyılmış frenk soğanı

16 kiraz, çekirdeği çıkarılmış

1/2 su bardağı macadamia fıstığı

1/4 kırmızı soğan dilimlenmiş

2-3 yemek kaşığı kıyılmış tarhun yaprağı

Tatmak için deniz tuzu ve karabiber

8 ons vegan peynir

elbise

1 çorba kaşığı. nohut, doğranmış

1 yemek kaşığı damıtılmış beyaz sirke

1/4 limon, sıkılmış, yaklaşık 2 çay kaşığı

1/4 su bardağı sızma zeytinyağı

1 çorba kaşığı. Bal

Hazırlık

Tüm baharat malzemelerini bir mutfak robotunda birleştirin.

Bunları diğer malzemelerle birlikte düzenleyin ve iyice karıştırın.

Marul, üzüm ve cevizli salata

İçindekiler:

7 adet marul, 3 demet, soyulmuş
1/4 salatalık, uzunlamasına ikiye bölünmüş, ardından ince dilimlenmiş
4 yemek kaşığı kıyılmış veya doğranmış soğan
16 üzüm
1/2 su bardağı dilimlenmiş ceviz
1/4 beyaz soğan, dilimlenmiş
Tatmak için biber ve tuz

elbise
2 yemek kaşığı damıtılmış beyaz sirke
1/4 su bardağı susam yağı
1 çay kaşığı hoi sin sosu

Hazırlık
Tüm baharat malzemelerini bir mutfak robotunda birleştirin.

Bunları diğer malzemelerle birlikte düzenleyin ve iyice karıştırın.

Tay fesleğen salatası

İçindekiler:

6 ila 7 su bardağı tereyağlı marul, 3 köfte, doğranmış

1/4 Avrupa veya çekirdeksiz salatalık, uzunlamasına ikiye bölünmüş, sonra ince dilimlenmiş

3 yemek kaşığı kıyılmış veya kıyılmış frenk soğanı

16 çeri domates

1/2 su bardağı ceviz

1/4 beyaz soğan, dilimlenmiş

2-3 yemek kaşığı kıyılmış fesleğen

Tatmak için biber ve tuz

elbise

1 küçük soğan, doğranmış

1 yemek kaşığı damıtılmış beyaz sirke

1/4 su bardağı susam yağı

1 çorba kaşığı. sambal ölek

Hazırlık

Tüm baharat malzemelerini bir mutfak robotunda birleştirin.

Bunları diğer malzemelerle birlikte düzenleyin ve iyice karıştırın.

Füme marul ve tarhun salatası

İçindekiler:

8 ons vegan peynir

6 ila 7 bardak gevşek yapraklı marul, 3 demet, soyulmuş

1/4 Avrupa veya çekirdeksiz salatalık, uzunlamasına ikiye bölünmüş, sonra ince dilimlenmiş

3 yemek kaşığı kıyılmış veya kıyılmış frenk soğanı

16 çeri domates

1/2 su bardağı dilimlenmiş badem

1/4 beyaz soğan, dilimlenmiş

2-3 yemek kaşığı kıyılmış tarhun yaprağı

Tatmak için biber ve tuz

elbise

1 çay kaşığı kimyon

1 çay kaşığı annato tohumları

1/2 çay kaşığı. Kırmızı biber

1 yemek kaşığı damıtılmış beyaz sirke

1/4 kireç, sıkılmış, yaklaşık 2 çay kaşığı

1/4 su bardağı sızma zeytinyağı

Hazırlık

Tüm baharat malzemelerini bir mutfak robotunda birleştirin.

Bunları diğer malzemelerle birlikte düzenleyin ve iyice karıştırın.

Nane yaprakları ve kaju fıstığı ile marul salatası

İçindekiler:

6 ila 7 bardak gevşek yapraklı marul, 3 demet, soyulmuş

1/4 Avrupa veya çekirdeksiz salatalık, uzunlamasına ikiye bölünmüş, sonra ince dilimlenmiş

3 yemek kaşığı kıyılmış veya kıyılmış frenk soğanı

16 üzüm

1/2 su bardağı kaju fıstığı

1/4 kırmızı soğan dilimlenmiş

2-3 yemek kaşığı kıyılmış nane yaprağı

Tatmak için biber ve tuz

8 ons vegan peynir

elbise

1 küçük soğan, doğranmış

1 yemek kaşığı damıtılmış beyaz sirke

1/4 kireç, sıkılmış, yaklaşık 2 çay kaşığı

1/4 su bardağı sızma zeytinyağı

1 çay kaşığı Bal

Hazırlık

Tüm baharat malzemelerini bir mutfak robotunda birleştirin.

Bunları diğer malzemelerle birlikte düzenleyin ve iyice karıştırın.

Domates ve fıstık ile marul salatası

İçindekiler:

6 ila 7 bardak marul, 3 demet, doğranmış

1/4 Avrupa veya çekirdeksiz salatalık, uzunlamasına ikiye bölünmüş, sonra ince dilimlenmiş

3 yemek kaşığı kıyılmış veya kıyılmış frenk soğanı

16 çeri domates

1/2 bardak dilimlenmiş fıstık

1/4 sarı soğan, dilimlenmiş

Tatmak için biber ve tuz

8 ons vegan peynir

elbise

1 küçük soğan, doğranmış

1 yemek kaşığı damıtılmış beyaz sirke

1/4 limon, sıkılmış, yaklaşık 2 çay kaşığı

1/4 su bardağı sızma zeytinyağı

Hazırlık

Tüm baharat malzemelerini bir mutfak robotunda birleştirin.

Bunları diğer malzemelerle birlikte düzenleyin ve iyice karıştırın.

Portakallı ve bademli tereyağlı marul salatası

İçindekiler:

6 ila 7 su bardağı tereyağlı marul, 3 köfte, doğranmış

1/4 salatalık, uzunlamasına ikiye bölünmüş, ardından ince dilimlenmiş

3 yemek kaşığı kıyılmış veya kıyılmış nane yaprağı

8 mandalina portakalı, soyulmuş ve ikiye bölünmüş

1/2 su bardağı dilimlenmiş badem

1/4 beyaz soğan, dilimlenmiş

Tatmak için biber ve tuz

8 ons vegan peynir

elbise

1 küçük soğan, doğranmış

1 yemek kaşığı damıtılmış beyaz sirke

1/4 kireç, sıkılmış, yaklaşık 2 çay kaşığı

1/4 su bardağı susam yağı

1 çorba kaşığı. Bal

Hazırlık

Tüm baharat malzemelerini bir mutfak robotunda birleştirin.

Bunları diğer malzemelerle birlikte düzenleyin ve iyice karıştırın.

Domates, marul ve bademli sade salata

İçindekiler:

6 ila 7 su bardağı marul, 3 köfte, doğranmış

1/4 Avrupa veya çekirdeksiz salatalık, uzunlamasına ikiye bölünmüş, sonra ince dilimlenmiş

3 yemek kaşığı kıyılmış veya kıyılmış frenk soğanı

16 çeri domates

1/2 su bardağı dilimlenmiş badem

1/4 kırmızı soğan dilimlenmiş

2 dal taze biberiye

Tatmak için biber ve tuz

8 ons vegan peynir

elbise

1 küçük soğan, doğranmış

1 yemek kaşığı damıtılmış beyaz sirke

1/4 limon, sıkılmış, yaklaşık 2 çay kaşığı

1/4 su bardağı sızma zeytinyağı

1 yumurtasız mayonez

 Hazırlık

Tüm baharat malzemelerini bir mutfak robotunda birleştirin.

 Bunları diğer malzemelerle birlikte düzenleyin ve iyice karıştırın.

Domates ve fındıklı marul salatası

İçindekiler:

6 ila 7 bardak marul, 3 demet, soyulmuş

1/4 Avrupa veya çekirdeksiz salatalık, uzunlamasına ikiye bölünmüş, sonra ince dilimlenmiş

3 yemek kaşığı kıyılmış veya kıyılmış frenk soğanı

16 çeri domates

1/2 su bardağı fındık

10 adet çekirdeksiz siyah üzüm

2-3 yemek kaşığı kıyılmış tarhun yaprağı

Tatmak için biber ve tuz

8 ons vegan peynir

elbise

1 küçük soğan, doğranmış

1 yemek kaşığı damıtılmış beyaz sirke

1/4 limon, sıkılmış, yaklaşık 2 çay kaşığı

1/4 su bardağı sızma zeytinyağı

1 çorba kaşığı. Bal

Hazırlık

Tüm baharat malzemelerini bir mutfak robotunda birleştirin.

Bunları diğer malzemelerle birlikte düzenleyin ve iyice karıştırın.

Soğan ve tarhun ile Frisee marul salatası

İçindekiler:

8 ons vegan peynir

6-7 su bardağı Frisee marulu, 3 yaprak, doğranmış

1/4 Avrupa veya çekirdeksiz salatalık, uzunlamasına ikiye bölünmüş, sonra ince dilimlenmiş

3 yemek kaşığı kıyılmış veya kıyılmış frenk soğanı

16 çeri domates

1/2 su bardağı dilimlenmiş badem

1/4 beyaz soğan, dilimlenmiş

2-3 yemek kaşığı kıyılmış tarhun yaprağı

Tatmak için biber ve tuz

elbise

1 küçük soğan, doğranmış

1 yemek kaşığı damıtılmış beyaz sirke

1/4 limon, sıkılmış, yaklaşık 2 çay kaşığı

1/4 su bardağı sızma zeytinyağı

Hazırlık

Tüm baharat malzemelerini bir mutfak robotunda birleştirin.

Bunları diğer malzemelerle birlikte düzenleyin ve iyice karıştırın.

Frisée domates, badem ve tarhun salatası

İçindekiler:

8 ons vegan peynir

6-7 su bardağı Frisee marulu, 3 yaprak, doğranmış

1/4 Avrupa veya çekirdeksiz salatalık, uzunlamasına ikiye bölünmüş, sonra ince dilimlenmiş

3 yemek kaşığı kıyılmış veya kıyılmış frenk soğanı

16 çeri domates

1/2 su bardağı dilimlenmiş badem

1/4 beyaz soğan, dilimlenmiş

2-3 yemek kaşığı kıyılmış tarhun yaprağı

Tatmak için biber ve tuz

elbise

1 küçük soğan, doğranmış

1 yemek kaşığı damıtılmış beyaz sirke

1/4 limon, sıkılmış, yaklaşık 2 çay kaşığı

1/4 su bardağı sızma zeytinyağı

Hazırlık

Tüm baharat malzemelerini bir mutfak robotunda birleştirin.

Bunları diğer malzemelerle birlikte düzenleyin ve iyice karıştırın.

Domates ve fındıklı frisée salatası

İçindekiler:

8 ons vegan peynir

6-7 su bardağı Frisee marulu, 3 yaprak, doğranmış

1/4 Avrupa veya çekirdeksiz salatalık, uzunlamasına ikiye bölünmüş, sonra ince dilimlenmiş

3 yemek kaşığı kıyılmış veya kıyılmış frenk soğanı

16 çeri domates

1/2 su bardağı dilimlenmiş fındık

1/4 beyaz soğan, dilimlenmiş

2-3 yemek kaşığı kıyılmış tarhun yaprağı

Tatmak için biber ve tuz

elbise

1 küçük soğan, doğranmış

1 yemek kaşığı damıtılmış beyaz sirke

1/4 limon, sıkılmış, yaklaşık 2 çay kaşığı

1/4 su bardağı sızma zeytinyağı

Hazırlık

Tüm baharat malzemelerini bir mutfak robotunda birleştirin.

Bunları diğer malzemelerle birlikte düzenleyin ve iyice karıştırın.

Frisee ve Kabak Salatası

İçindekiler:

8 ons vegan peynir

6-7 su bardağı Frisee marulu, 3 yaprak, doğranmış

1/4 kabak, uzunlamasına yarıya, sonra ince dilimlenmiş

16 çeri domates

1/2 su bardağı dilimlenmiş badem

1/4 beyaz soğan, dilimlenmiş

2-3 yemek kaşığı kıyılmış tarhun yaprağı

Tatmak için biber ve tuz

elbise

1 küçük soğan, doğranmış

1 yemek kaşığı damıtılmış beyaz sirke

1/4 limon, sıkılmış, yaklaşık 2 çay kaşığı

1/4 su bardağı sızma zeytinyağı

Hazırlık

Tüm baharat malzemelerini bir mutfak robotunda birleştirin.

Bunları diğer malzemelerle birlikte düzenleyin ve iyice karıştırın.

Romaine ve fındık salatası

İçindekiler:

8 ons vegan peynir

6 ila 7 bardak marul, 3 demet, soyulmuş

1/4 Avrupa veya çekirdeksiz salatalık, uzunlamasına ikiye bölünmüş, sonra ince dilimlenmiş

3 yemek kaşığı kıyılmış veya kıyılmış frenk soğanı

16 çeri domates

1/2 su bardağı dilimlenmiş fındık

1/4 beyaz soğan, dilimlenmiş

2-3 yemek kaşığı kıyılmış tarhun yaprağı

Tatmak için biber ve tuz

elbise

1 küçük soğan, doğranmış

1 yemek kaşığı damıtılmış beyaz sirke

1/4 limon, sıkılmış, yaklaşık 2 çay kaşığı

1/4 su bardağı sızma zeytinyağı

Hazırlık

Tüm baharat malzemelerini bir mutfak robotunda birleştirin.

Bunları diğer malzemelerle birlikte düzenleyin ve iyice karıştırın.

Iceberg domates ve badem salatası

İçindekiler:

8 ons vegan peynir

6 ila 7 su bardağı marul, 3 köfte, doğranmış

1/4 Avrupa veya çekirdeksiz salatalık, uzunlamasına ikiye bölünmüş, sonra ince dilimlenmiş

3 yemek kaşığı kıyılmış veya kıyılmış frenk soğanı

16 çeri domates

1/2 su bardağı dilimlenmiş badem

1/4 beyaz soğan, dilimlenmiş

2-3 yemek kaşığı kıyılmış tarhun yaprağı

Tatmak için biber ve tuz

elbise

1 küçük soğan, doğranmış

1 yemek kaşığı damıtılmış beyaz sirke

1/4 limon, sıkılmış, yaklaşık 2 çay kaşığı

1/4 su bardağı sızma zeytinyağı

Hazırlık

Tüm baharat malzemelerini bir mutfak robotunda birleştirin.

Bunları diğer malzemelerle birlikte düzenleyin ve iyice karıştırın.

Frisee ve Beyaz Salata

İçindekiler:

6 ila 7 bardak tereyağlı marul, 3 sargı, doğranmış

1/4 çekirdeksiz salatalık, boyuna ikiye bölünmüş ve ardından ince dilimlenmiş

3 yemek kaşığı kıyılmış veya kıyılmış frenk soğanı

16 çeri domates

1/2 bardak antep fıstığı

1/4 beyaz soğan, dilimlenmiş

2-3 yemek kaşığı kıyılmış tarhun yaprağı

Tatmak için biber ve tuz

8 ons vegan peynir

elbise

1 küçük soğan, doğranmış

1 yemek kaşığı damıtılmış beyaz sirke

1/4 limon, sıkılmış, yaklaşık 2 çay kaşığı

1/4 su bardağı sızma zeytinyağı

1 çorba kaşığı. Pesto Sos

Hazırlık

Tüm baharat malzemelerini bir mutfak robotunda birleştirin.

Bunları diğer malzemelerle birlikte düzenleyin ve iyice karıştırın.

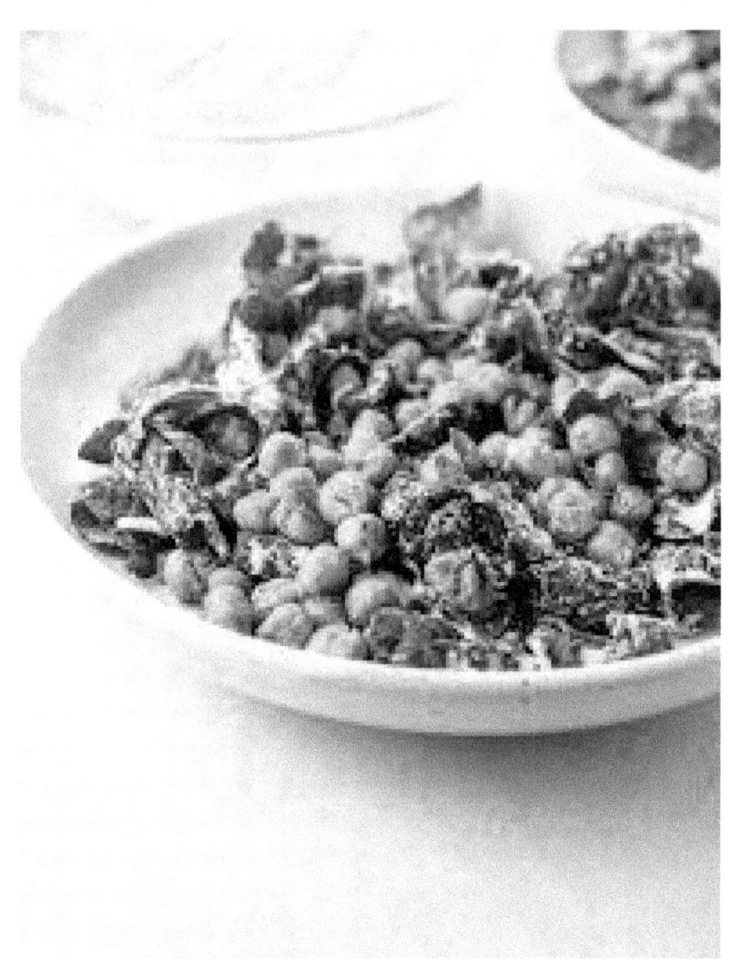

Frisee ve Beyaz Salata

İçindekiler:

6 ila 7 bardak marul, 3 demet, doğranmış

1/4 Avrupa veya çekirdeksiz salatalık, uzunlamasına ikiye bölünmüş, sonra ince dilimlenmiş

3 yemek kaşığı kıyılmış veya kıyılmış frenk soğanı

16 çeri domates

1/2 su bardağı macadamia fıstığı

1/4 kırmızı soğan dilimlenmiş

Tatmak için biber ve tuz

5 ons vegan peynir

elbise

1 küçük soğan, doğranmış

1 yemek kaşığı damıtılmış beyaz sirke

1/4 limon, sıkılmış, yaklaşık 2 çay kaşığı

1/4 su bardağı sızma zeytinyağı

1 çorba kaşığı. Pesto Sos

Hazırlık

Tüm baharat malzemelerini bir mutfak robotunda birleştirin.

Bunları diğer malzemelerle birlikte düzenleyin ve iyice karıştırın.

Fesleğenli marul ve vegan peynir

İçindekiler:

6 ila 7 bardak gevşek yapraklı marul, 3 demet, soyulmuş

1/4 salatalık, uzunlamasına ikiye bölünmüş, ardından ince dilimlenmiş

16 çeri domates

1/4 kırmızı soğan dilimlenmiş

2-3 yemek kaşığı kıyılmış taze fesleğen

Tatmak için biber ve tuz

8 ons vegan peynir

elbise

1 küçük soğan, doğranmış

1 yemek kaşığı damıtılmış beyaz sirke

1/4 limon, sıkılmış, yaklaşık 2 çay kaşığı

1/4 su bardağı sızma zeytinyağı

Hazırlık

Tüm baharat malzemelerini bir mutfak robotunda birleştirin.

Bunları diğer malzemelerle birlikte düzenleyin ve iyice karıştırın.

Romaine marul ve fıstık salatası

İçindekiler:

8 ons vegan peynir

6 ila 7 bardak marul, 3 demet, soyulmuş

1/4 Avrupa veya çekirdeksiz salatalık, uzunlamasına ikiye bölünmüş, sonra ince dilimlenmiş

3 yemek kaşığı kıyılmış veya kıyılmış frenk soğanı

16 çeri domates

1/2 su bardağı dilimlenmiş antep fıstığı

1/4 Vidalla soğan, dilimlenmiş

2-3 yemek kaşığı kıyılmış tarhun yaprağı

Tatmak için biber ve tuz

elbise

1 küçük soğan, doğranmış

1 yemek kaşığı damıtılmış beyaz sirke

1/4 limon, sıkılmış, yaklaşık 2 çay kaşığı

1/4 su bardağı sızma zeytinyağı

Hazırlık

Tüm baharat malzemelerini bir mutfak robotunda birleştirin.

Bunları diğer malzemelerle birlikte düzenleyin ve iyice karıştırın.

Macadamia Fındık Yağı Vinaigrette Frisee Domates ve Soğan Marul

İçindekiler:

6-7 su bardağı Frisee marulu, 3 yaprak, doğranmış

1/4 salatalık, uzunlamasına ikiye bölünmüş, ardından ince dilimlenmiş

3 yemek kaşığı kıyılmış veya kıyılmış frenk soğanı

16 çeri domates

1/2 su bardağı dilimlenmiş badem

1/4 kırmızı soğan dilimlenmiş

2-3 yemek kaşığı kıyılmış maydanoz

Tatmak için biber ve tuz

8 ons vegan peynir

elbise

1 küçük soğan, doğranmış

1 yemek kaşığı damıtılmış beyaz sirke

1/4 limon, sıkılmış, yaklaşık 2 çay kaşığı

1/4 su bardağı macadamia fındık yağı

Hazırlık

Tüm baharat malzemelerini bir mutfak robotunda birleştirin.

Bunları diğer malzemelerle birlikte düzenleyin ve iyice karıştırın.

Romaine marul domates ve fıstık

İçindekiler:

8 ons vegan peynir

6 ila 7 bardak marul, 3 demet, doğranmış

1/4 Avrupa veya çekirdeksiz salatalık, uzunlamasına ikiye bölünmüş, sonra ince dilimlenmiş

3 yemek kaşığı kıyılmış veya kıyılmış frenk soğanı

16 çeri domates

1/2 bardak antep fıstığı

1/4 kırmızı soğan dilimlenmiş

Tatmak için biber ve tuz

elbise

1 küçük soğan, doğranmış

1 yemek kaşığı damıtılmış beyaz sirke

1/4 limon, sıkılmış, yaklaşık 2 çay kaşığı

1/4 su bardağı sızma zeytinyağı

Hazırlık

Tüm baharat malzemelerini bir mutfak robotunda birleştirin.

Bunları diğer malzemelerle birlikte düzenleyin ve iyice karıştırın.

Izgara Edamame Fasulye ve Kabak

içindekiler

20 parça. Olgunlaşmış soya fasulyesi

1 pound kabak, daha kısa çubuklar halinde uzunlamasına dilimlenmiş

1 pound yeşil biber, geniş şeritler halinde kesilmiş

1/2 inç kalınlığında dilimlenmiş 1 büyük kırmızı soğan

1/3 su bardağı maydanoz veya İtalyan fesleğen, ince kıyılmış

Baharat Malzemeler:

6 yemek kaşığı. sızma zeytinyağı

1 çay kaşığı soğan tozu

Tatmak için deniz tuzu

3 yemek kaşığı. damıtılmış beyaz sirke

1 çay kaşığı Dijon hardalı

Sosun tüm malzemelerini güzelce karıştırın.

Izgarayı kısık ateşte ısıtın ve tel ızgaraları yağlayın.

Sebzeleri bir kez yumuşayana kadar her iki tarafta 12 dakika ızgara yapın.

Marine/baharat malzemeleri ile kaplayın

Izgara lahana ve biber

içindekiler

1 orta boy lahana, dilimlenmiş

1 pound yeşil biber, geniş şeritler halinde kesilmiş

1/2 inç kalınlığında dilimlenmiş 1 büyük kırmızı soğan

1/3 su bardağı maydanoz veya İtalyan fesleğen, ince kıyılmış

Baharat malzemeleri

6 yemek kaşığı. zeytin yağı

1 çay kaşığı sarımsak tozu

1 çay kaşığı soğan tozu

Tatmak için deniz tuzu

3 yemek kaşığı. Beyaz şarap sirkesi

1 çay kaşığı İngiliz hardalı

Sosun tüm malzemelerini güzelce karıştırın.

Izgarayı kısık ateşte ısıtın ve tel ızgaraları yağlayın.

Sebzeleri bir kez yumuşayana kadar her iki tarafta 12 dakika ızgara yapın.

Marine/baharat malzemeleri ile kaplayın

Izgara Bamya ve Kabak

içindekiler

10 adet. okra

1 pound kabak, daha kısa çubuklar halinde uzunlamasına dilimlenmiş

10 adet. Brüksel lahanası

1/2 inç kalınlığında dilimlenmiş 1 büyük kırmızı soğan

1/3 su bardağı maydanoz veya İtalyan fesleğen, ince kıyılmış

Baharat malzemeleri

6 yemek kaşığı. zeytin yağı

3 damla Tabasco acı sos

Tatmak için deniz tuzu

3 yemek kaşığı. Beyaz şarap sirkesi

1 çay kaşığı yumurtasız mayonez

Sosun tüm malzemelerini güzelce karıştırın.

Izgarayı kısık ateşte ısıtın ve tel ızgaraları yağlayın.

Sebzeleri bir kez yumuşayana kadar her iki tarafta 12 dakika ızgara yapın.

Marine/baharat malzemeleri ile kaplayın

Izgara Enginar ve Romaine Marul

içindekiler

1 bilgisayar. enginar

1 demet marul yaprağı

2 orta boy havuç, uzunlamasına kesilmiş ve ikiye bölünmüş

4 büyük domates, kalın dilimlenmiş

Baharat malzemeleri

6 yemek kaşığı. sızma zeytinyağı

Tatmak için deniz tuzu

3 yemek kaşığı. Balzamik sirke

1 çay kaşığı Dijon hardalı

Sosun tüm malzemelerini güzelce karıştırın.

Izgarayı kısık ateşte ısıtın ve tel ızgaraları yağlayın.

Sebzeleri bir kez yumuşayana kadar her iki tarafta 12 dakika ızgara yapın.

Marine/baharat malzemeleri ile kaplayın

Lahana ve ızgara biber

içindekiler

1 demet lahana

1 pound yeşil biber, geniş şeritler halinde kesilmiş

1/2 inç kalınlığında dilimlenmiş 1 büyük kırmızı soğan

1/3 su bardağı maydanoz veya İtalyan fesleğen, ince kıyılmış

Baharat malzemeleri

6 yemek kaşığı. sızma zeytinyağı

Tatmak için deniz tuzu

1 çay kaşığı soğan tozu

1/2 çay kaşığı. Provence Otları

3 yemek kaşığı. Beyaz sirke

1 çay kaşığı Dijon hardalı

Sosun tüm malzemelerini güzelce karıştırın.

Izgarayı kısık ateşte ısıtın ve tel ızgaraları yağlayın.

Sebzeleri bir kez yumuşayana kadar her iki tarafta 12 dakika ızgara yapın.

Marine/baharat malzemeleri ile kaplayın

Izgara Pancar ve Brokoli Bro

içindekiler

5 parça. pancar

1 pound yeşil biber, geniş şeritler halinde kesilmiş

10 brokoli çiçeği

10 adet. Brüksel lahanası

1/2 inç kalınlığında dilimlenmiş 1 büyük kırmızı soğan

1/3 su bardağı maydanoz veya İtalyan fesleğen, ince kıyılmış

Baharat malzemeleri

6 yemek kaşığı. sızma zeytinyağı

Tatmak için deniz tuzu

3 yemek kaşığı. elma sirkesi

1 çorba kaşığı. Bal

1 çay kaşığı yumurtasız mayonez

Sosun tüm malzemelerini güzelce karıştırın.

Izgarayı kısık ateşte ısıtın ve tel ızgaraları yağlayın.

Sebzeleri bir kez yumuşayana kadar her iki tarafta 12 dakika ızgara yapın.

Marine/baharat malzemeleri ile kaplayın

Izgara Edamame Fasulyesi ve Romaine Marul

içindekiler

20 parça. Olgunlaşmış soya fasulyesi

1 demet marul yaprağı

2 orta boy havuç, uzunlamasına kesilmiş ve ikiye bölünmüş

4 büyük domates, kalın dilimlenmiş

Baharat Malzemeler:

6 yemek kaşığı. sızma zeytinyağı

1 çay kaşığı soğan tozu

Tatmak için deniz tuzu

3 yemek kaşığı. damıtılmış beyaz sirke

1 çay kaşığı Dijon hardalı

Sosun tüm malzemelerini güzelce karıştırın.

Izgarayı kısık ateşte ısıtın ve tel ızgaraları yağlayın.

Sebzeleri bir kez yumuşayana kadar her iki tarafta 12 dakika ızgara yapın.

Marine/baharat malzemeleri ile kaplayın

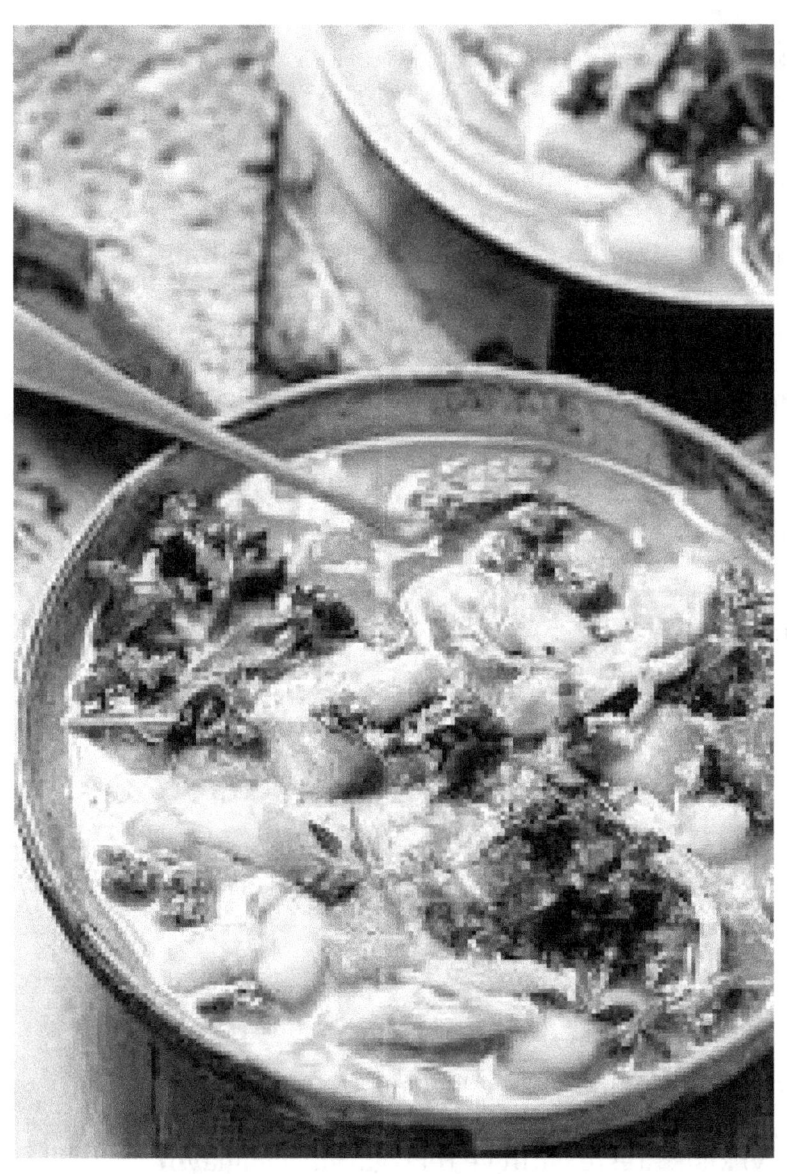

Izgara Lahana ve Yeşil Biber

içindekiler

1 orta boy lahana, dilimlenmiş

1 pound yeşil biber, geniş şeritler halinde kesilmiş

1/2 inç kalınlığında dilimlenmiş 1 büyük kırmızı soğan

1/3 su bardağı maydanoz veya İtalyan fesleğen, ince kıyılmış

Baharat malzemeleri

6 yemek kaşığı. sızma zeytinyağı

Tatmak için deniz tuzu

3 yemek kaşığı. Balzamik sirke

1 çay kaşığı Dijon hardalı

Sosun tüm malzemelerini güzelce karıştırın.

Izgarayı kısık ateşte ısıtın ve tel ızgaraları yağlayın.

Sebzeleri bir kez yumuşayana kadar her iki tarafta 12 dakika ızgara yapın.

Marine/baharat malzemeleri ile kaplayın

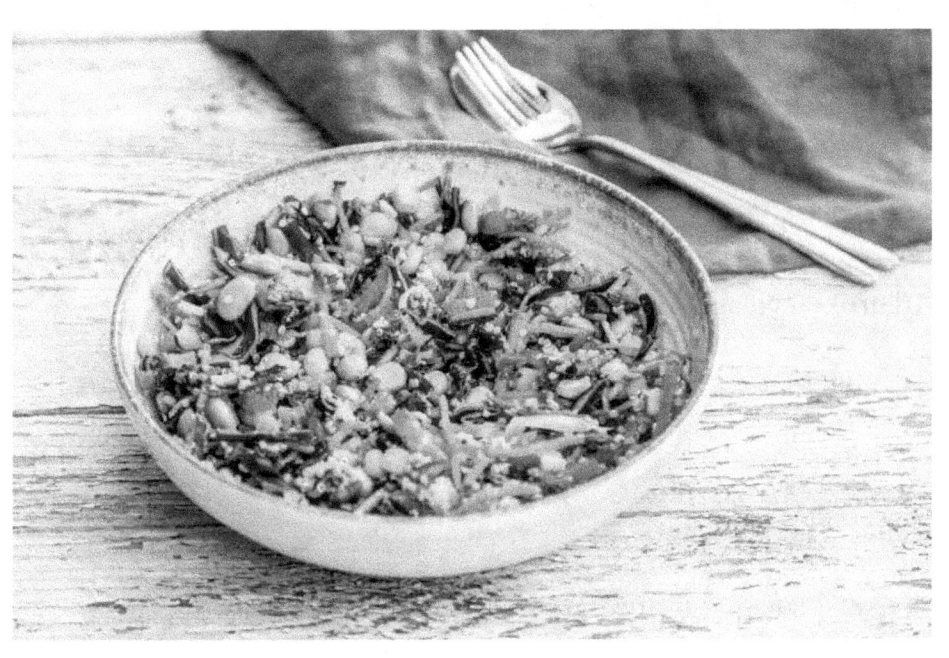

Izgara Kabak ve Lahana

içindekiler

1 pound kabak, daha kısa çubuklar halinde uzunlamasına dilimlenmiş

1 orta boy lahana, dilimlenmiş

1/2 inç kalınlığında dilimlenmiş 1 büyük kırmızı soğan

1/3 su bardağı maydanoz veya İtalyan fesleğen, ince kıyılmış

10 brokoli çiçeği

10 adet. Brüksel lahanası

Baharat malzemeleri

6 yemek kaşığı. zeytin yağı

3 damla Tabasco acı sos

Tatmak için deniz tuzu

3 yemek kaşığı. Beyaz şarap sirkesi

1 çay kaşığı yumurtasız mayonez

Sosun tüm malzemelerini güzelce karıştırın.

Izgarayı kısık ateşte ısıtın ve tel ızgaraları yağlayın.

Sebzeleri bir kez yumuşayana kadar her iki tarafta 12 dakika ızgara yapın.

Marine/baharat malzemeleri ile kaplayın

Izgara Bamya ve Kırmızı Soğan

içindekiler

10 adet. okra

1/2 inç kalınlığında dilimlenmiş 1 büyük kırmızı soğan

1/3 su bardağı maydanoz veya İtalyan fesleğen, ince kıyılmış

Baharat malzemeleri

6 yemek kaşığı. zeytin yağı

1 çay kaşığı sarımsak tozu

1 çay kaşığı soğan tozu

Tatmak için deniz tuzu

3 yemek kaşığı. Beyaz şarap sirkesi

1 çay kaşığı İngiliz hardalı

Sosun tüm malzemelerini güzelce karıştırın.

Izgarayı kısık ateşte ısıtın ve tel ızgaraları yağlayın.

Sebzeleri bir kez yumuşayana kadar her iki tarafta 12 dakika ızgara yapın.

Marine/baharat malzemeleri ile kaplayın

Izgara enginar ve kırmızı soğan

içindekiler

1 bilgisayar. enginar

1/2 inç kalınlığında dilimlenmiş 1 büyük kırmızı soğan

1/3 su bardağı maydanoz veya İtalyan fesleğen, ince kıyılmış

Baharat malzemeleri

6 yemek kaşığı. sızma zeytinyağı

Tatmak için deniz tuzu

3 yemek kaşığı. elma sirkesi

1 çorba kaşığı. Bal

1 çay kaşığı yumurtasız mayonez

Sosun tüm malzemelerini güzelce karıştırın.

Izgarayı kısık ateşte ısıtın ve tel ızgaraları yağlayın.

Sebzeleri bir kez yumuşayana kadar her iki tarafta 12 dakika ızgara yapın.

Marine/baharat malzemeleri ile kaplayın

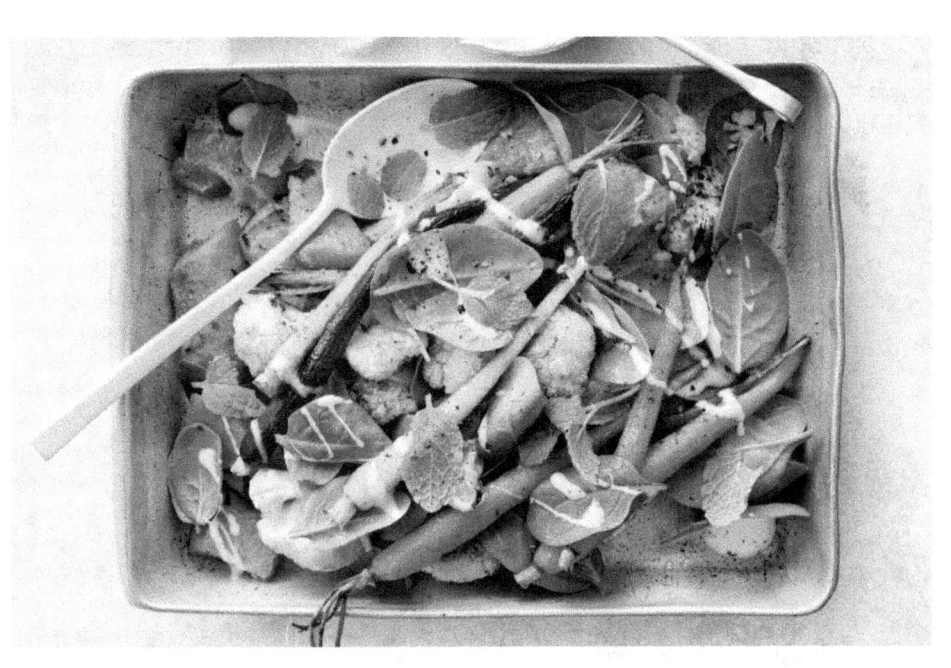

Izgara Lahana ve Romaine Marul

içindekiler

1 demet lahana

1 demet marul yaprağı

2 orta boy havuç, uzunlamasına kesilmiş ve ikiye bölünmüş

4 büyük domates, kalın dilimlenmiş

1/3 su bardağı maydanoz veya İtalyan fesleğen, ince kıyılmış

Baharat malzemeleri

6 yemek kaşığı. sızma zeytinyağı

Tatmak için deniz tuzu

3 yemek kaşığı. Balzamik sirke

1 çay kaşığı Dijon hardalı

Sosun tüm malzemelerini güzelce karıştırın.

Izgarayı kısık ateşte ısıtın ve tel ızgaraları yağlayın.

Sebzeleri bir kez yumuşayana kadar her iki tarafta 12 dakika ızgara yapın.

Marine/baharat malzemeleri ile kaplayın

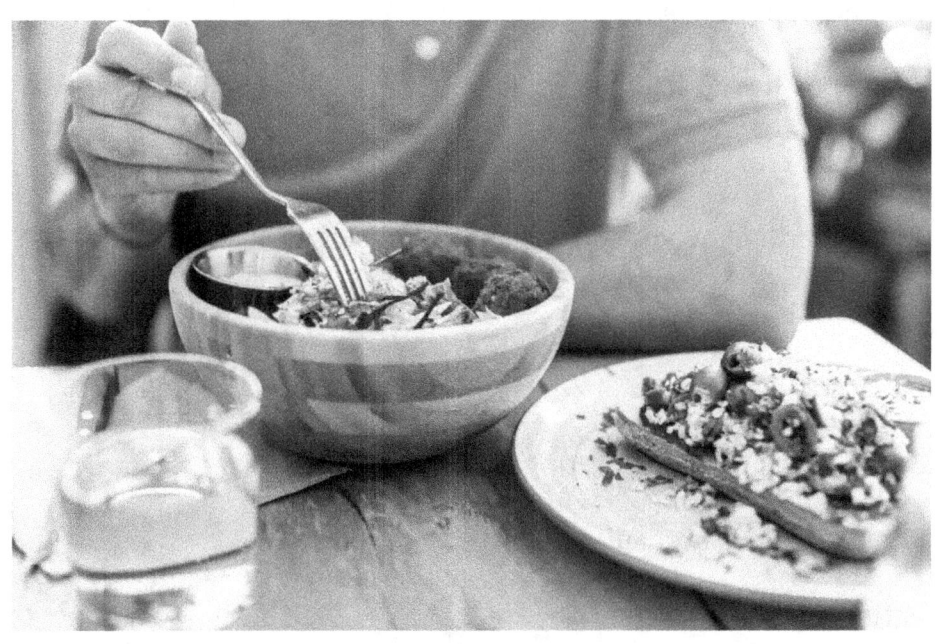

Izgara pancar ve havuç

içindekiler

5 parça. pancar

1 demet marul yaprağı

2 orta boy havuç, uzunlamasına kesilmiş ve ikiye bölünmüş

4 büyük domates, kalın dilimlenmiş

1/3 su bardağı maydanoz veya İtalyan fesleğen, ince kıyılmış

Baharat Malzemeler:

6 yemek kaşığı. sızma zeytinyağı

1 çay kaşığı soğan tozu

Tatmak için deniz tuzu

3 yemek kaşığı. damıtılmış beyaz sirke

1 çay kaşığı Dijon hardalı

Sosun tüm malzemelerini güzelce karıştırın.

Izgarayı kısık ateşte ısıtın ve tel ızgaraları yağlayın.

Sebzeleri bir kez yumuşayana kadar her iki tarafta 12 dakika ızgara yapın.

Marine/baharat malzemeleri ile kaplayın

Izgara havuç ve soğan

içindekiler

8 adet. bebek havuçlar

1/2 inç kalınlığında dilimlenmiş 1 büyük kırmızı soğan

1/3 su bardağı maydanoz veya İtalyan fesleğen, ince kıyılmış

Baharat malzemeleri

6 yemek kaşığı. sızma zeytinyağı

Tatmak için deniz tuzu

1 çay kaşığı soğan tozu

1/2 çay kaşığı. Provence Otları

3 yemek kaşığı. Beyaz sirke

1 çay kaşığı Dijon hardalı

Sosun tüm malzemelerini güzelce karıştırın.

Izgarayı kısık ateşte ısıtın ve tel ızgaraları yağlayın.

Sebzeleri bir kez yumuşayana kadar her iki tarafta 12 dakika ızgara yapın.

Marine/baharat malzemeleri ile kaplayın

Izgara Peygamber Çiçeği ve Brokoli

içindekiler

10 adet. küçük mısır

10 brokoli çiçeği

10 adet. Brüksel lahanası

1/2 inç kalınlığında dilimlenmiş 1 büyük kırmızı soğan

1/3 su bardağı maydanoz veya İtalyan fesleğen, ince kıyılmış

Baharat malzemeleri

6 yemek kaşığı. zeytin yağı

3 damla Tabasco acı sos

Tatmak için deniz tuzu

3 yemek kaşığı. Beyaz şarap sirkesi

1 çay kaşığı yumurtasız mayonez

Sosun tüm malzemelerini güzelce karıştırın.

Izgarayı kısık ateşte ısıtın ve tel ızgaraları yağlayın.

Sebzeleri bir kez yumuşayana kadar her iki tarafta 12 dakika ızgara yapın.

Marine/baharat malzemeleri ile kaplayın

Izgara Enginar Kalbi

içindekiler

1 su bardağı enginar kalbi

1 demet marul yaprağı

2 orta boy havuç, uzunlamasına kesilmiş ve ikiye bölünmüş

4 büyük domates, kalın dilimlenmiş

1/2 inç kalınlığında dilimlenmiş 1 büyük kırmızı soğan

1/3 su bardağı maydanoz veya İtalyan fesleğen, ince kıyılmış

Baharat malzemeleri

6 yemek kaşığı. zeytin yağı

1 çay kaşığı sarımsak tozu

1 çay kaşığı soğan tozu

Tatmak için deniz tuzu

3 yemek kaşığı. Beyaz şarap sirkesi

1 çay kaşığı İngiliz hardalı

Sosun tüm malzemelerini güzelce karıştırın.

Izgarayı kısık ateşte ısıtın ve tel ızgaraları yağlayın.

Sebzeleri bir kez yumuşayana kadar her iki tarafta 12 dakika ızgara yapın.

Marine/baharat malzemeleri ile kaplayın

Izgara Pancar ve Kuşkonmaz

içindekiler

5 parça. pancar

10 adet. Kuşkonmaz

1 demet marul yaprağı

2 orta boy havuç, uzunlamasına kesilmiş ve ikiye bölünmüş

4 büyük domates, kalın dilimlenmiş

1 pound yeşil biber, geniş şeritler halinde kesilmiş

1/2 inç kalınlığında dilimlenmiş 1 büyük kırmızı soğan

1/3 su bardağı maydanoz veya İtalyan fesleğen, ince kıyılmış

Baharat malzemeleri

6 yemek kaşığı. sızma zeytinyağı

Tatmak için deniz tuzu

3 yemek kaşığı. elma sirkesi

1 çorba kaşığı. Bal

1 çay kaşığı yumurtasız mayonez

Sosun tüm malzemelerini güzelce karıştırın.

Izgarayı kısık ateşte ısıtın ve tel ızgaraları yağlayın.

Sebzeleri bir kez yumuşayana kadar her iki tarafta 12 dakika ızgara yapın.

Marine/baharat malzemeleri ile kaplayın

ızgara lahana

içindekiler

1 demet lahana

1/3 su bardağı maydanoz veya İtalyan fesleğen, ince kıyılmış

Baharat malzemeleri

6 yemek kaşığı. sızma zeytinyağı

Tatmak için deniz tuzu

3 yemek kaşığı. Balzamik sirke

1 çay kaşığı Dijon hardalı

Sosun tüm malzemelerini güzelce karıştırın.

Izgarayı kısık ateşte ısıtın ve tel ızgaraları yağlayın.

Sebzeleri bir kez yumuşayana kadar her iki tarafta 12 dakika ızgara yapın.

Marine/baharat malzemeleri ile kaplayın

Izgara Enginar

içindekiler

1 bilgisayar. enginar

1/3 su bardağı maydanoz veya İtalyan fesleğen, ince kıyılmış

Baharat Malzemeler:

6 yemek kaşığı. sızma zeytinyağı

1 çay kaşığı soğan tozu

Tatmak için deniz tuzu

3 yemek kaşığı. damıtılmış beyaz sirke

1 çay kaşığı Dijon hardalı

Sosun tüm malzemelerini güzelce karıştırın.

Izgarayı kısık ateşte ısıtın ve tel ızgaraları yağlayın.

Sebzeleri bir kez yumuşayana kadar her iki tarafta 12 dakika ızgara yapın.

Marine/baharat malzemeleri ile kaplayın

Izgara Bamya ve Kuşkonmaz

içindekiler

10 adet. okra

10 adet. Kuşkonmaz

1 demet marul yaprağı

2 orta boy havuç, uzunlamasına kesilmiş ve ikiye bölünmüş

4 büyük domates, kalın dilimlenmiş

Baharat malzemeleri

6 yemek kaşığı. zeytin yağı

1 çay kaşığı sarımsak tozu

1 çay kaşığı soğan tozu

Tatmak için deniz tuzu

3 yemek kaşığı. Beyaz şarap sirkesi

1 çay kaşığı İngiliz hardalı

Sosun tüm malzemelerini güzelce karıştırın.

Izgarayı kısık ateşte ısıtın ve tel ızgaraları yağlayın.

Sebzeleri bir kez yumuşayana kadar her iki tarafta 12 dakika ızgara yapın.

Marine/baharat malzemeleri ile kaplayın

Izgara Lahana ve Romaine Marul

içindekiler

1 orta boy lahana, dilimlenmiş

1 demet marul yaprağı

2 orta boy havuç, uzunlamasına kesilmiş ve ikiye bölünmüş

4 büyük domates, kalın dilimlenmiş

1/2 inç kalınlığında dilimlenmiş 1 büyük kırmızı soğan

1/3 su bardağı maydanoz veya İtalyan fesleğen, ince kıyılmış

Baharat malzemeleri

6 yemek kaşığı. zeytin yağı

3 damla Tabasco acı sos

Tatmak için deniz tuzu

3 yemek kaşığı. Beyaz şarap sirkesi

1 çay kaşığı yumurtasız mayonez

Sosun tüm malzemelerini güzelce karıştırın.

Izgarayı kısık ateşte ısıtın ve tel ızgaraları yağlayın.

Sebzeleri bir kez yumuşayana kadar her iki tarafta 12 dakika ızgara yapın.

Marine/baharat malzemeleri ile kaplayın

Edamame fasulyesi ve ızgara biber

içindekiler

20 parça. Olgunlaşmış soya fasulyesi

1 pound yeşil biber, geniş şeritler halinde kesilmiş

1/2 inç kalınlığında dilimlenmiş 1 büyük kırmızı soğan

1/3 su bardağı maydanoz veya İtalyan fesleğen, ince kıyılmış

Baharat malzemeleri

6 yemek kaşığı. sızma zeytinyağı

Tatmak için deniz tuzu

3 yemek kaşığı. Balzamik sirke

1 çay kaşığı Dijon hardalı

Sosun tüm malzemelerini güzelce karıştırın.

Izgarayı kısık ateşte ısıtın ve tel ızgaraları yağlayın.

Sebzeleri bir kez yumuşayana kadar her iki tarafta 12 dakika ızgara yapın.

Marine/baharat malzemeleri ile kaplayın

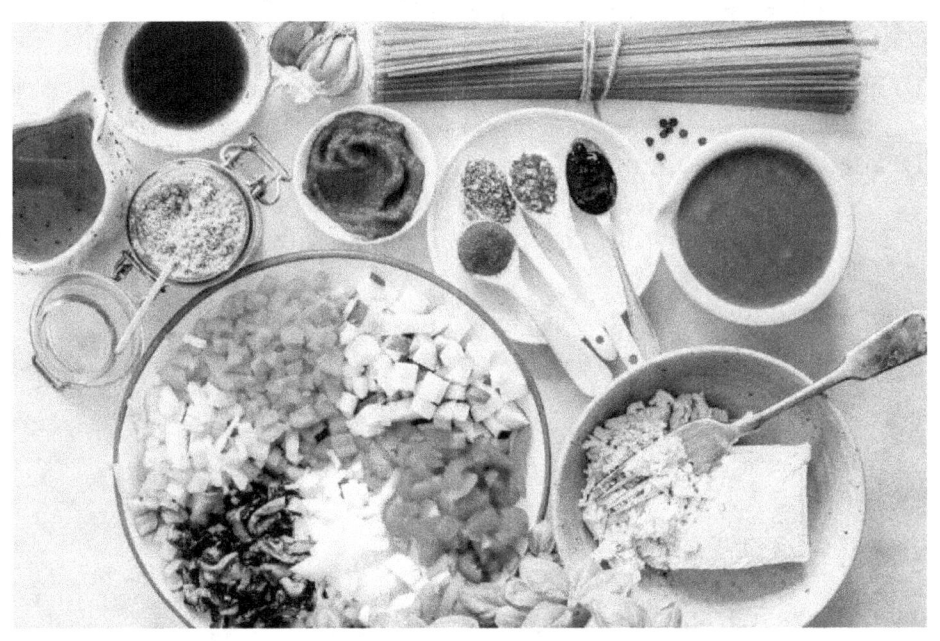

Izgara bebek havuç ve yeşil biber

içindekiler

8 adet. bebek havuçlar

1 pound yeşil biber, geniş şeritler halinde kesilmiş

10 brokoli çiçeği

10 adet. Brüksel lahanası

1/2 inç kalınlığında dilimlenmiş 1 büyük kırmızı soğan

1/3 su bardağı maydanoz veya İtalyan fesleğen, ince kıyılmış

Baharat malzemeleri

6 yemek kaşığı. sızma zeytinyağı

Tatmak için deniz tuzu

1 çay kaşığı soğan tozu

1/2 çay kaşığı. Provence Otları

3 yemek kaşığı. Beyaz sirke

1 çay kaşığı Dijon hardalı

Sosun tüm malzemelerini güzelce karıştırın.

Izgarayı kısık ateşte ısıtın ve tel ızgaraları yağlayın.

Sebzeleri bir kez yumuşayana kadar her iki tarafta 12 dakika ızgara yapın.

Marine/baharat malzemeleri ile kaplayın

Izgara Enginar Kalbi ve Bal Soslu Bebek Mısır

içindekiler

1 su bardağı enginar kalbi

10 adet. küçük mısır

1 demet marul yaprağı

2 orta boy havuç, uzunlamasına kesilmiş ve ikiye bölünmüş

4 büyük domates, kalın dilimlenmiş

1/3 su bardağı maydanoz veya İtalyan fesleğen, ince kıyılmış

Baharat malzemeleri

6 yemek kaşığı. sızma zeytinyağı

Tatmak için deniz tuzu

3 yemek kaşığı. elma sirkesi

1 çorba kaşığı. Bal

1 çay kaşığı yumurtasız mayonez

Sosun tüm malzemelerini güzelce karıştırın.

Izgarayı kısık ateşte ısıtın ve tel ızgaraları yağlayın.

Sebzeleri bir kez yumuşayana kadar her iki tarafta 12 dakika ızgara yapın.

Marine/baharat malzemeleri ile kaplayın

Izgara pancar ve havuç

içindekiler

1 demet lahana

5 parça. pancar

2 orta boy havuç, uzunlamasına kesilmiş ve ikiye bölünmüş

4 büyük domates, kalın dilimlenmiş

1/2 inç kalınlığında dilimlenmiş 1 büyük kırmızı soğan

1/3 su bardağı maydanoz veya İtalyan fesleğen, ince kıyılmış

Baharat Malzemeler:

6 yemek kaşığı. sızma zeytinyağı

1 çay kaşığı soğan tozu

Tatmak için deniz tuzu

3 yemek kaşığı. damıtılmış beyaz sirke

1 çay kaşığı Dijon hardalı

Sosun tüm malzemelerini güzelce karıştırın.

Izgarayı kısık ateşte ısıtın ve tel ızgaraları yağlayın.

Sebzeleri bir kez yumuşayana kadar her iki tarafta 12 dakika ızgara yapın.

Marine/baharat malzemeleri ile kaplayın

Izgara Bamya ve Enginar

içindekiler

10 adet. okra

1 bilgisayar. enginar

1/2 inç kalınlığında dilimlenmiş 1 büyük kırmızı soğan

1/3 su bardağı maydanoz veya İtalyan fesleğen, ince kıyılmış

Baharat malzemeleri

6 yemek kaşığı. zeytin yağı

3 damla Tabasco acı sos

Tatmak için deniz tuzu

3 yemek kaşığı. Beyaz şarap sirkesi

1 çay kaşığı yumurtasız mayonez

Sosun tüm malzemelerini güzelce karıştırın.

Izgarayı kısık ateşte ısıtın ve tel ızgaraları yağlayın.

Sebzeleri bir kez yumuşayana kadar her iki tarafta 12 dakika ızgara yapın.

Marine/baharat malzemeleri ile kaplayın

Izgara Bamya ve Kırmızı Soğan

içindekiler

1 orta boy lahana, dilimlenmiş

10 adet. okra

1/2 inç kalınlığında dilimlenmiş 1 büyük kırmızı soğan

1/3 su bardağı maydanoz veya İtalyan fesleğen, ince kıyılmış

10 brokoli çiçeği

10 adet. Brüksel lahanası

Baharat malzemeleri

6 yemek kaşığı. zeytin yağı

1 çay kaşığı sarımsak tozu

1 çay kaşığı soğan tozu

Tatmak için deniz tuzu

3 yemek kaşığı. Beyaz şarap sirkesi

1 çay kaşığı İngiliz hardalı

Sosun tüm malzemelerini güzelce karıştırın.

Izgarayı kısık ateşte ısıtın ve tel ızgaraları yağlayın.

Sebzeleri bir kez yumuşayana kadar her iki tarafta 12 dakika ızgara yapın.

Marine/baharat malzemeleri ile kaplayın

Edamame Fasulyesi ve Izgara Lahana

içindekiler

20 parça. Olgunlaşmış soya fasulyesi

1 orta boy lahana, dilimlenmiş

1 demet marul yaprağı

2 orta boy havuç, uzunlamasına kesilmiş ve ikiye bölünmüş

4 büyük domates, kalın dilimlenmiş

1/3 su bardağı maydanoz veya İtalyan fesleğen, ince kıyılmış

Baharat malzemeleri

6 yemek kaşığı. zeytin yağı

3 damla Tabasco acı sos

Tatmak için deniz tuzu

3 yemek kaşığı. Beyaz şarap sirkesi

1 çay kaşığı yumurtasız mayonez

Sosun tüm malzemelerini güzelce karıştırın.

Izgarayı kısık ateşte ısıtın ve tel ızgaraları yağlayın.

Sebzeleri bir kez yumuşayana kadar her iki tarafta 12 dakika ızgara yapın.

Marine/baharat malzemeleri ile kaplayın

Izgara enginar, havuç ve lahana

içindekiler

1 bilgisayar. enginar

1 demet lahana

2 orta boy havuç, uzunlamasına kesilmiş ve ikiye bölünmüş

4 büyük domates, kalın dilimlenmiş

1/2-inç dilimler halinde kesilmiş 1 büyük beyaz soğan

Baharat malzemeleri

6 yemek kaşığı. zeytin yağı

3 damla Tabasco acı sos

Tatmak için deniz tuzu

3 yemek kaşığı. Beyaz şarap sirkesi

1 çay kaşığı yumurtasız mayonez

Sosun tüm malzemelerini güzelce karıştırın.

Izgarayı kısık ateşte ısıtın ve tel ızgaraları yağlayın.

Sebzeleri bir kez yumuşayana kadar her iki tarafta 12 dakika ızgara yapın.

Marine/baharat malzemeleri ile kaplayın

Izgara Pancar ve Enginar Kalbi

içindekiler

5 parça. pancar

1 su bardağı enginar kalbi

1 demet marul yaprağı

2 orta boy havuç, uzunlamasına kesilmiş ve ikiye bölünmüş

4 büyük domates, kalın dilimlenmiş

Baharat malzemeleri

6 yemek kaşığı. zeytin yağı

3 damla Tabasco acı sos

Tatmak için deniz tuzu

3 yemek kaşığı. Beyaz şarap sirkesi

1 çay kaşığı yumurtasız mayonez

Sosun tüm malzemelerini güzelce karıştırın.

Izgarayı kısık ateşte ısıtın ve tel ızgaraları yağlayın.

Sebzeleri bir kez yumuşayana kadar her iki tarafta 12 dakika ızgara yapın.

Marine/baharat malzemeleri ile kaplayın

İngiliz Hardal Soslu Izgara Kuşkonmaz

İÇİNDEKİLER

2 çay kaşığı ince rendelenmiş limon kabuğu

2 yemek kaşığı taze limon suyu

1 yemek kaşığı İngiliz hardalı

su bardağı sızma zeytinyağı, artı daha fazlası

Deniz tuzu, taze çekilmiş karabiber

2 büyük demet kalın kuşkonmaz, soyulmuş

2 demet soğan, büyüklerse ikiye bölünmüş

Izgarayı orta-yüksek ısıya ısıtın.

Bir kasede limon kabuğu rendesi, limon suyu, hardal ve bir bardak yağı birleştirin

Tuz ve karabiber serpin.

Kuşkonmazı ve taze soğanı bir tavaya alın ve üzerine sıvı yağ gezdirin.

Deniz tuzu ve karabiberle tatlandırın.

Her iki tarafta yaklaşık 4 dakika veya yumuşayana kadar ızgara yapın.

Sosu ızgara sebzelerin üzerine gezdirin.

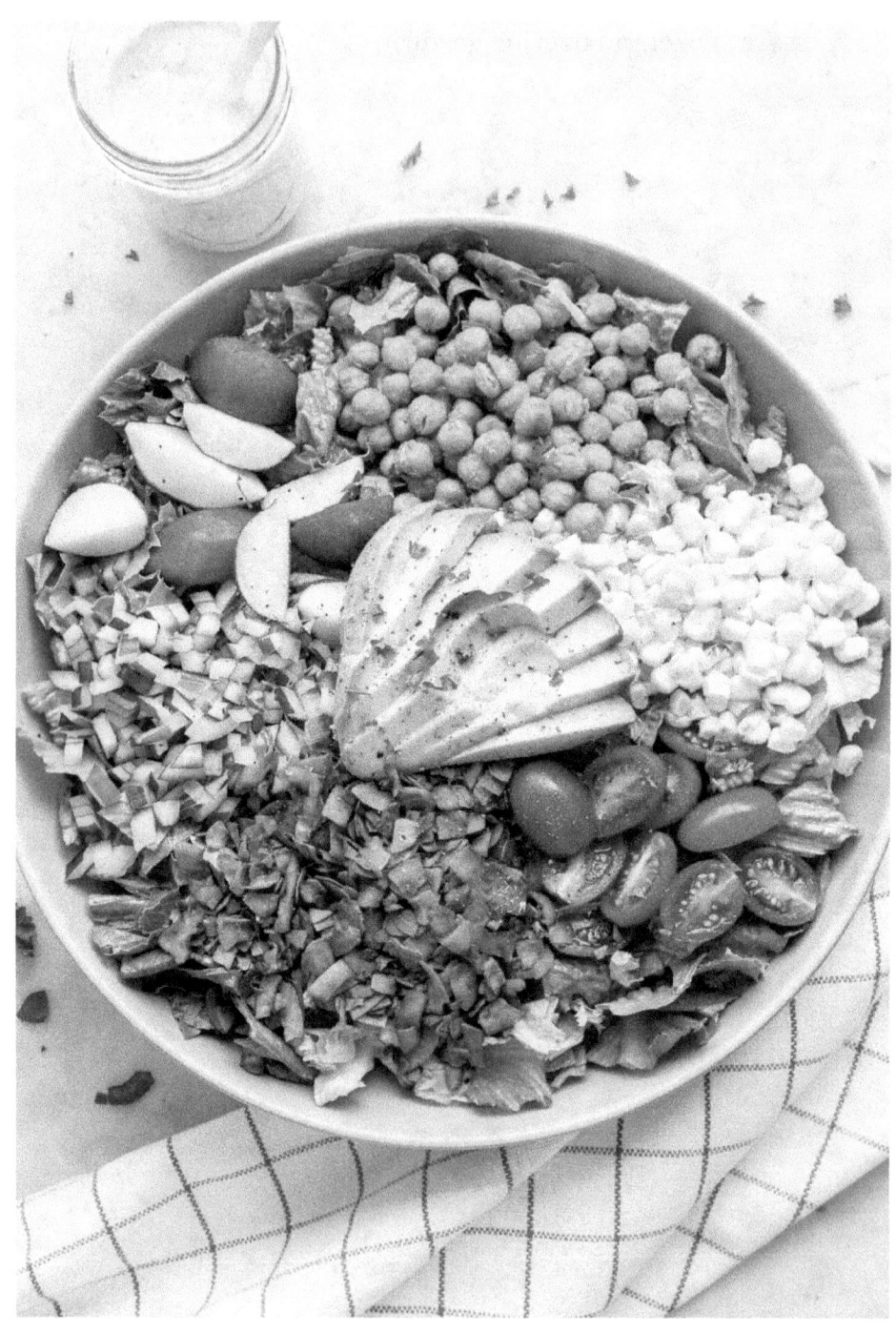

Izgara Düğme Mantar ve Shitake Mantarı

İÇİNDEKİLER

12 ons taze şampiyon mantar

115 gram. şitaki mantarları

8 oz. küçük havuçlar (yaklaşık 6), yıkanır ve uzunlamasına ikiye kesilir.

4 yemek kaşığı kanola yağı, bölünmüş

Deniz tuzu ve taze çekilmiş karabiber

2 yemek kaşığı sodyumu azaltılmış soya sosu

2 yemek kaşığı baharatsız pirinç sirkesi

1 yemek kaşığı kızarmış susam yağı

1 çay kaşığı ince kıyılmış soyulmuş zencefil

6 küçük soğan, çapraz olarak ince dilimlenmiş

2 çay kaşığı kavrulmuş susam

Izgarayı orta-yüksek ısıya ısıtın.

Mantarları ve havuçları 3 yemek kaşığı ile birleştirin. bir kapta kolza yağı.

Tuz ve karabiber serpin.

Mantarları ve havuçları yumuşayana kadar sık sık çevirerek öğütün.

Soya sosu, sirke, susam yağı, zencefil ve kalan 1 yemek kaşığı birleştirin. bir kapta kolza yağı.

Havuçları 2 inç uzunluğunda parçalar halinde kesin

Mantarları küçük parçalar halinde kesin.

Salata sosu, arpacık soğanı ve susam tohumlarına ekleyin

Tuz ve karabiber serpin.

Chipotle ile Izgara Karnabahar

İÇİNDEKİLER

½ fincan zeytinyağı, artı ızgara için daha fazlası

1 büyük baş karnabahar (yaklaşık 2 1/2 pound), kırpılmış saplar ve dış yapraklar çıkarıldı.

Adobo'da konserve edilmiş 2 chipotle biber, ince doğranmış, artı 3 yemek kaşığı adobo sosu

8 diş sarımsak, kıyılmış

6 yemek kaşığı kırmızı şarap sirkesi

3 kaşık bal

2 yemek kaşığı koşer tuzu

2 yemek kaşığı füme kırmızı biber

1 yemek kaşığı kurutulmuş kekik

Limon dilimleri (servis için)

Orta-düşük ısıda ızgara hazırlayın ve ızgaraları yağlayın.

Karnabaharı 4 eşit parçaya kesin.

Biberleri, adobo sosu, sarımsak, sirke, pekmez, tuz, kırmızı biber, kekik ve kalan 1/2 su bardağı zeytinyağını birleştirmek için orta boy bir kaseye ekleyin.

Bu sosu her karnabahar bifteğinin bir tarafına yayın ve biftekleri sos tarafı aşağı gelecek şekilde ızgaraya yerleştirin.

İkinci tarafı sosla fırçalayın.

Karnabaharı yumuşayana kadar 7-8 dakika ızgara yapın.

Pişen tarafını sosla birlikte düzenliyoruz.

İkinci taraf yumuşayana kadar 7-8 dakika ızgara yapın.

Dolaylı ısıda pişirin ve sosla fırçalayın. C.

Yumuşak olana kadar öğütün. Bu yaklaşık 20 dakika sürer.

Limon dilimleri ile servis yapın.

Miso ile Izgara Kuşkonmaz

İÇİNDEKİLER

¼ fincan artı 2 yemek kaşığı mirin (tatlı Japon pirinç şarabı)

bir bardak beyaz miso

2 yemek kaşığı aromalı beyaz sirke

2 çay kaşığı taze rendelenmiş soyulmuş zencefil

2 demet kuşkonmaz (yaklaşık 2 pound), temizlenmiş

limon dilimleri, ince dilimlenmiş kuru soğan ve kavrulmuş susam (servis için)

Tatmak için deniz tuzu

Izgarayı yüksek ısı için hazırlayın.

Mirin, miso, sirke ve zencefili bir kasede birleştirin.

Kuşkonmazı tepsiye dizip üzerine marineyi dökün.

Birleştirmek için atın.

Kuşkonmazı hafifçe kömürleşene ve yumuşayana kadar 4 1/2 dakika ızgara yapın.

Limon suyunu sıkın ve yeşil soğan ve susam ile süsleyin.

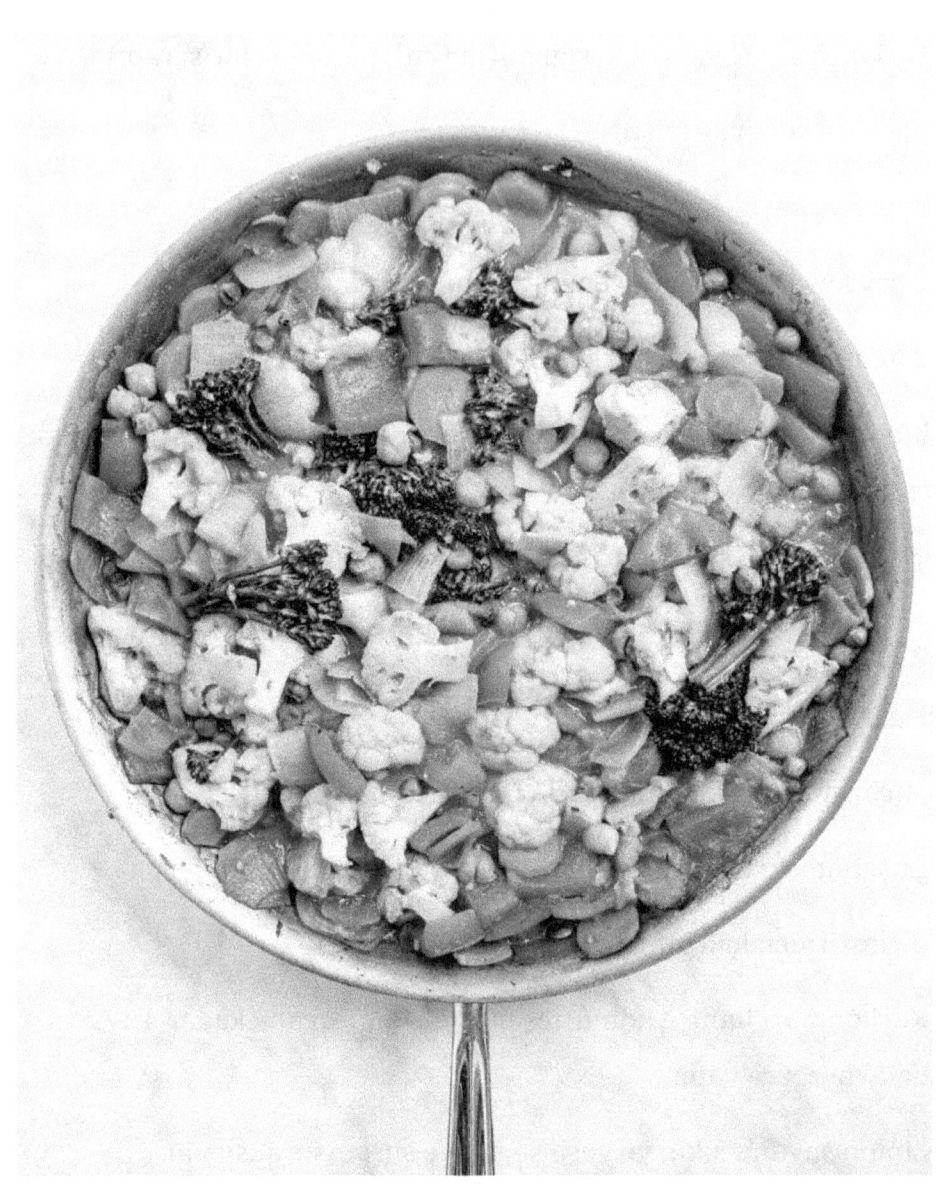

Poblano Biberli Izgara Mısır

İÇİNDEKİLER

zeytinyağı (ızgara için)

2 yemek kaşığı taze limon suyu

¾ çay kaşığı acı sos (Frank'inki gibi)

Deniz tuzu

4 başak mısır, kabuklu

2 küçük poblano biber

3 yemek kaşığı sızma zeytinyağı

2 soğan, doğranmış

Izgarayı orta ateşte ısıtın

Izgarayı sıvı yağ ile yağlayın.

Limon suyunu ve acı sosu bir kasede birleştirin ve tuz ekleyin.

Mısırı koçanı ve frenk soğanı üzerinde ızgara yapın.

Mısır kabukları kömürleşene ve nohutlar hafifçe kömürleşene kadar sık sık çevirin.

Mısırı zeytinyağı ile fırçalayın.

Fasulyeleri doğrayın.

Biberlerin çekirdeklerini çıkarıp ince ince kıyın.

Mısırı soğana ekleyin

Deniz tuzu ile tatlandırın.

Sütsüz Yoğurtlu Izgara Brokoli

İÇİNDEKİLER

2 küçük brokoli başı (yaklaşık 1½ pound)

Deniz tuzu

½ su bardağı sade yoğurt

1 yemek kaşığı zeytinyağı

1 yemek kaşığı İngiliz hardalı

1½ çay kaşığı Kaşmir biber tozu veya kırmızı biber

1 çay kaşığı chaat masala

1 çay kaşığı öğütülmüş kimyon

1 çay kaşığı öğütülmüş zerdeçal

Bitkisel yağ (ızgara için)

Brokoli saplarını temizleyin

Sapları uzunlamasına ¼ kalınlığında dikdörtgenler halinde kesin.

Brokolinin başını büyük çiçeklere ayırın.

Bir tencerede kaynayan tuzlu suda sıcak ve yumuşayana kadar pişirin. Bu 2 dakika sürer.

Süzün ve buzlu su dolu bir kaseye aktarın.

Süzün ve kurutun.

Süt içermeyen yoğurt, zeytinyağı, hardal, kırmızı biber tozu, chaat masala, kimyon ve zerdeçalı büyük bir kapta birleştirin.

Brokoliyi ekleyin ve sıvı karışımla birleştirin.

Deniz tuzu ile tatlandırın.

Izgaranızı orta-yüksek ısı için hazırlayın.

Brokoliyi noktalar halinde hafifçe kömürleşene kadar 6 dakika ızgara yapın.

Limonlu Badem Soslu Izgara Mantar

İÇİNDEKİLER

1½ su bardağı beyazlatılmış bütün badem

1 yemek kaşığı taze limon suyu

4 yemek kaşığı sızma zeytinyağı, bölünmüş

1 yemek kaşığı artı 2 çay kaşığı şeri sirkesi, bölünmüş

Deniz tuzu

1 pound taze şampiyon mantar, temiz kaynaklanıyor, uzunlamasına ikiye bölünmüş

Taze çekilmiş karabiber

Fırını 350 dereceye kadar önceden ısıtın.

6 bademi süslemek için ayırın.

Kalan fındıkları bir fırın tepsisinde sık sık çevirerek kızartın.

Altın ve kokulu olana kadar pişirin. Bu yaklaşık 8-10 dakika sürer.

Bir karıştırıcıda, bademleri ince bir şekilde öğütülene kadar karıştırın.

2 yemek kaşığı limon suyu ekleyin. yağ, 1 yemek kaşığı. sirke ve yarım bardak su.

Daldırma oldukça pürüzsüz olana kadar daha fazla su ekleyerek karıştırın

Tuzlu sezon.

Izgarayı orta-yüksek ısı için hazırlayın.

Mantarları ve kalan 2 yemek kaşığı ekleyin. bir kapta yağ.

Tuz ve karabiber serpin.

Mantarları yumuşayana ve kömürleşene kadar ızgara yapın. Bu yaklaşık 5 dakika sürer.

Mantarları kaseye geri koyun ve kalan 2 yemek kaşığı ile birleştirin. sirke.

Mantarları sosla servis edin ve bademlerle süsleyin.

Süper Hafif Izgara Rezene Ampulleri

İÇİNDEKİLER

4 orta boy dereotu (toplam yaklaşık 3 pound), ½ inç kalınlığa kadar uzunlamasına dilimlenmiş

3 yemek kaşığı sızma zeytinyağı

Deniz tuzu

Taze kara biber

Rezeneyi yağ ile birleştirin.

Deniz tuzu ve karabiberle tatlandırın.

Rezeneyi orta ateşte her iki tarafta yaklaşık 4 dakika pişirin.

Vegan Yoğurtlu Füme Izgara Havuç

İÇİNDEKİLER

3 pound bebek havuç, yıkanmış, 1 inçlik parçalar halinde kesilmiş

2 demet soğan, soyulmuş, uzunlamasına ikiye bölünmüş

4 yemek kaşığı sızma zeytinyağı, bölünmüş

Deniz tuzu

1 çay kaşığı kimyon tohumu

1 serrano biber, ince kıyılmış artı servis için daha fazla dilimlenmiş

1 su bardağı sade yoğurt

3 yemek kaşığı. taze limon suyu

2 yemek kaşığı kıyılmış nane artı servis için yapraklar

Özel ekipman

Bir baharat öğütücü veya tokmaklı havan

Izgarayı orta-düşük ısı için hazırlayın.

Havuç ve taze soğanları 2 yemek kaşığı ile kaplı bir fırın tepsisinde birleştirin. zeytin yağı

Deniz tuzu ile tatlandırın.

Öğütün ve örtün, sık sık çevirin, 15-20 dakika.

Kimyonu bir tavada orta ateşte kokusu çıkana kadar kavurun.

Soğumaya bırakın.

Rendelenmiş serrano, yoğurt, limon suyu, kıyılmış nane ve kalan 2 yemek kaşığı ile birlikte rendeleyin ve bir kapta karıştırın. yağ.

Deniz tuzu ile tatlandırın.

kabak ve karnabahar ile mantar

İÇİNDEKİLER Beslenme

2 kabak, dilimlenmiş

2 sarı kabak, dilimlenmiş

1 adet küp şeklinde doğranmış kırmızı biber

1 pound taze şampiyon mantar, yarıya

1 kırmızı soğan, ikiye bölünmüş ve dilimlenmiş

2 su bardağı brokoli çiçeği

2 su bardağı karnabahar

Vinaigrette Malzemeler

zeytinyağı ile hafifçe gezdirin

3 yemek kaşığı taze limon suyu

9 diş sarımsak

1 yemek kaşığı kıyılmış taze fesleğen

1/4 su bardağı kıyılmış maydanoz

çay kaşığı kekik

Deniz tuzu

biber

Sebzeleri 2 alüminyum levha üzerine yerleştirin.

Salata malzemelerini birleştirin, sebzeleri baharatlayın.

Alüminyum folyo ile örtün ve mühürleyin

Yarım saat orta ateşte üstü kapalı ızgara yapın.

Pişirme işlemi boyunca folyo paketleri bir kez çevirin.

Izgara Karnabahar ile Brokoli ve Kuşkonmaz

içindekiler

karnabahar

Brokoli

Kuşkonmaz

½ su bardağı sızma zeytinyağı

1/2 çay kaşığı İtalyan sosu

Tatmak için deniz tuzu ve karabiber

1/2 taze limon

Sebzeleri yıkayın, süzün ve kesin.

Marine için birleştirin:

zeytinyağı (1/8 su bardağı)

Toskana Otlu Zeytinyağı (1/8 su bardağı)

İtalyan sosu (1/2 çay kaşığı)

Tatmak için deniz tuzu ve karabiber.

Karnabahar ve brokoli çiçeklerini marine malzemeleriyle birlikte kilitli poşette oda sıcaklığında 45 dakika marine edin.

Kuşkonmazı zeytinyağı ile gezdirin.

3/4 çay kaşığı ile tatlandırın. tatmak için biber ve deniz tuzu

Izgarayı orta dereceye ısıtın

Sebzeler yumuşayana ve gevrekleşene kadar ızgara yapın.

Limon suyunu sebzelerin üzerine sıkın

Bal ve Zencefilli Sır ile Izgara Havuç

içindekiler

Vinaigrette Malzemeler

1/4 su bardağı bal

1/4 su bardağı soya sosu

2 çay kaşığı kıyılmış taze sarımsak, yaklaşık 1 orta boy diş

1/2 çay kaşığı ince rendelenmiş taze zencefil

1/4 çay kaşığı ezilmiş kırmızı biber gevreği

havuç için:

3 büyük havuç, soyulmuş ve önyargı üzerinde 3/4-inç dilimler halinde kesilmiş

3 yemek kaşığı sızma zeytinyağı

1 adet ince dilimlenmiş kuru soğan

Deniz tuzu

Vinaigrette malzemelerini birleştirin.

Havuç dilimlerini bir kapta yağ ile birleştirin.

Deniz tuzu ile tatlandırın.

Izgarayı önceden ısıtın ve dolaylı ısıda 45 dakika hafifçe pişirmek için havuçları ızgaranın yan tarafına yerleştirin.

Havuçları her 15 dakikada bir çevirdiğinizden emin olun.

Vinaigrette ile kaplayın ve rendeleyin.

3 dakika daha pişirin ve bir kaseye aktarın.

Salata sosu ile süsleyin ve soğanla süsleyin

Domatesli ızgara patlıcan spiralleri

içindekiler

Doldurma için malzemeler

1 1/2 su bardağı süt içermeyen yoğurt

1/2 su bardağı rendelenmiş vegan peynir

1 limondan 1 yemek kaşığı taze meyve suyu

2 kaşık. ince kıyılmış taze kekik

1 tatlı kaşığı ince kıyılmış taze nane

1 çay kaşığı ince kıyılmış taze dereotu

1 çay kaşığı kıyılmış sarımsak (yaklaşık 1 orta boy diş)

Deniz tuzu ve taze çekilmiş karabiber

Patlıcan ruloları için:

2 büyük patlıcan, uçları kesilmiş ve uzunlamasına 1/4-inç dilimler halinde dilimlenmiş

1/3 su bardağı sızma zeytinyağı

3 Roma domatesi, saplı, özlü ve doğranmış 1/4 inç

1 İngiliz salatalık, tohumlanmış ve doğranmış 1/4 inç

Deniz tuzu ve taze çekilmiş karabiber

Izgarayı orta-yüksek ateşte ısıtın

Doldurma malzemelerini birleştirin

Patlıcanları zeytinyağı, tuz ve karabiberle tatlandırın.

Patlıcanları orta ateşte 2 ½ dakika öğütün. Her tarafı.

4 dakika soğumaya bırakın.

Her bir patlıcanın üzerine iç malzemesini yayın ve domates ve salatalıklarla süsleyin.

Patlıcanları spiral şeklinde sarın.

Şiş Izgara Kabak

Vinaigrette Malzemeler

1/4 su bardağı sızma zeytinyağı

1 limondan 2 yemek kaşığı taze limon suyu, artı servis için 1 limon dilimlenmiş

2 yemek kaşığı beyaz şarap sirkesi

4 çay kaşığı kıyılmış taze sarımsak (yaklaşık 2 orta boy diş)

2 çay kaşığı kurutulmuş kekik

1 tatlı kaşığı ince kıyılmış taze nane yaprağı

Deniz tuzu ve taze çekilmiş karabiber

Ana bileşenler

3/4-inç küpler halinde kesilmiş 1 kiloluk vegan peynir

2 orta boy kabak, 1/2-inç dilimler halinde kesin

2 orta boy kırmızı soğan, soyulmuş ve 3/4-inç parçalar halinde kesilmiş

1 litre çeri domates

Kullanmadan önce en az 30 dakika suda bekletilmiş tahta şişler

Cacık, servis için (isteğe bağlı)

Servis için ısıtılmış pide (isteğe bağlı)

Vinaigrette malzemelerini birleştirin.

Peynir, kabak, soğan ve domatesleri ekleyin.

Izgarayı orta sıcaklığa ısıtın.

Peynir eriyene ve kabak 4 dakika veya yumuşayana kadar ızgara yapın.

Limon suyunu sıkın ve salata sosu, cacık ve pide ile servis yapın.

Teriyaki Sır Tarifi ile Shishito Biber Şiş

içindekiler

1 kilo shishito biberi

Deniz tuzu

Taze çekilmiş karabiber

1/4 su bardağı teriyaki sosu

Biberleri bir dizi 2 şiş halinde şişleyin ve daha kolay dönmelerini sağlamak için yaklaşık 1 inç uzakta tutun.

Izgarayı orta-yüksek ısıya ısıtın.

Her biberi bir tarafı kömürleşene kadar yaklaşık 2 dakika ızgara yapın.

Biberleri çevirin ve diğer tarafta yaklaşık 2 dakika daha ızgara yapın.

Tuz ve karabiber serpin.

Teriyaki sos ile gezdirin.

Vegan Peynirli Izgara Radicchio

içindekiler

2 bütün radicchio başı, çekirdekten ikiye bölünmüş

Deniz tuzu ve taze çekilmiş karabiber

1/3 bardak tofudan yapılmış ufalanmış vegan peynir

Sızma zeytinyağı, sos için

Baharat için saba veya balzamik şurup (nota bakın)

Izgarayı orta-yüksek sıcaklığa ısıtın

Kesilmiş turpu kesik tarafı aşağı gelecek şekilde ızgaraya yerleştirin.

Bir tarafta hafifçe kömürleşene kadar yaklaşık 2 dakika ızgara yapın.

Rulo yapıp tuz ve karabiber serpin.

Diğer tarafı kömürleşene kadar yaklaşık 2 dakika daha ızgara yapın.

Yaklaşık 1 dakika daha uzun süre tamamen yumuşayana kadar dolaylı ısıda pişirin.

Vegan peyniri serpin

Zeytinyağı ve şurubu gezdirin.

Avokado ve domatesli fasulye kasesi

içindekiler

1/2 su bardağı tuzlu haşlanmış siyah fasulye, tekrar ısıtılmış

1 çay kaşığı sızma zeytinyağı

1/2 su bardağı marul domates

1/4 su bardağı taze mısır taneleri (1 kulaktan)

1/2 orta boy olgun avokado, ince dilimlenmiş

1 orta boy turp, çok ince dilimlenmiş

2 yemek kaşığı taze kişniş yaprağı

1/4 çay kaşığı deniz tuzu

1/8 çay kaşığı karabiber

Tavayı orta-yüksek ateşte ısıtın.

Yağı tavaya ekleyin.

Domatesleri yağa ekleyin ve yumuşayıncaya kadar yaklaşık 3 dakika pişirin.

Fasulyelerin yanına domatesleri geniş bir kaseye koyun.

Mısırı pişirin ve 2 ½ dakika pişirin.

Mısırı domateslerin yanına yerleştirin.

Avokado, turp ve kişniş ekleyin.

Tuz ve karabiber serpin.

Kinoa Siyah Fasulye Kasesi

içindekiler

2 çay kaşığı sızma zeytinyağı, bölünmüş

1 çay kaşığı beyaz şarap sirkesi

1/4 çay kaşığı deniz tuzu, bölünmüş

1 su bardağı sıcak pişmiş kinoa

1 su bardağı çeri domates, ikiye bölünmüş

1/2 su bardağı tuzsuz konserve siyah fasulye, durulanır, süzülür ve tekrar ısıtılır

2 yemek kaşığı kıyılmış kişniş, artı garnitür için daha fazlası

1/2 olgun avokado, dilimlenmiş

1 1/2 çay kaşığı yağ, sirke ve bir tutam deniz tuzunu birleştirin.

Kinoa, domates, fasulye, kişniş ve 1/8 çay kaşığı tuzu iyice karıştırın.

Bu karışımı 2 kaseye ayırın.

Bir tavayı orta ateşte ısıtın.

Kalan 1/2 çay kaşığı yağı ekleyin.

Yumurtaları teker teker tavanıza kırın.

Örtün ve yumurta akı ayarlanana ve sarısı hala akıcı olana kadar yaklaşık 2 veya 3 dakika pişirin.

Pansumanı kinoa karışımının üzerine eşit şekilde dökün

Yumurta ve avokado ile süsleyin.

Kalan bir tutam deniz tuzu ile tatlandırın.

Kişniş ile süsleyin.

Soya soslu Brüksel lahanası

içindekiler

2 yemek kaşığı susam yağı, bölünmüş

4 ons tempeh, ince dilimlenmiş

4 çay kaşığı soya sosu

2 çay kaşığı şeri sirkesi

1/8 çay kaşığı deniz tuzu

2 yemek kaşığı doğranmış taze kişniş, bölünmüş

11/2 su bardağı çok ince dilimlenmiş Brüksel lahanası

İnce jalapeno biber dilimleri

2 yemek kaşığı tuzsuz kıyılmış fıstık, kızarmış

2 limon dilimleri

Bir tavayı orta-yüksek ateşte ısıtın

1 çorba kaşığı yağı bir tavada kızdırın.

Tempeh ekleyin ve gevrek ve kahverengi olana kadar her bir tarafta yaklaşık 2 dakika pişirin.

Bir tabağa aktarın.

Soya sosu, sirke, tuz, 1 yemek kaşığı kişniş ve kalan susam yağını bir kasede birleştirin.

Brüksel lahanalarını ekleyin ve kaplamak için fırlatın.

2 kase arasında bölün.

Jalapeno biberi ve yer fıstığı dilimleri serpin ve tempeh dilimleri ile süsleyin.

Kalan sosla karıştırın ve kalan kişnişle süsleyin.

Kireç dilimleri ile servis yapın.

Vegan Teriyaki Spagetti

içindekiler

¼ fincan soya sosu

1 yemek kaşığı bal (hindistan cevizi nektarı veya hindistancevizi/esmer şeker, damak zevkinize göre artırıp azaltabilirsiniz)

1 çay kaşığı pirinç sirkesi

½ çay kaşığı susam yağı

bir tutam karabiber (acı seviyorsanız toz biber veya sriracha kullanabilirsiniz)

8-9 ons ramen eriştesi

2 su bardağı kıyılmış Napa lahanası veya bebek Çin lahanası, ıspanak veya normal lahana gibi diğer yapraklı yeşillikler

Jülyen şeritler halinde kesilmiş 3 havuç

1 bütün yeşil biber, sapları ve tohumları çıkarılmış ve ince dilimlenmiş (herhangi bir renk iyidir)

4-5 adet dilimlenmiş mantar (baby bella, shiitake, düğme vs.)

3 diş sarımsak, kıyılmış

1 su bardağı kırmızı bezelye

2 inçlik parçalar halinde kesilmiş 3-4 yeşil soğan

Kaynayan suya erişteleri atın ve erişteler ayrılmaya başlayıncaya kadar pişirin.

Ateşten alın, süzün ve soğuk suyla durulayın.

Sosu yapmak için:

Soya sosu, bal, pirinç sirkesi, susam yağı ve karabiberi karıştırın.

Yağı orta-yüksek ateşte ısıtın.

Lahana, havuç, dolmalık biber, mantar ve sarımsak ekleyin.

Sebzeleri yumuşayana kadar 2 1/2 dakika soteleyin.

Kar bezelye ve yeşil soğanları ekleyin ve bir dakika daha kızartın.

Erişteleri ve sosun yarısını ekleyin.

Sos kalınlaşana ve erişteleri kaplayana kadar 1 1/2 dakika yüksek ateşte karıştırın.

Kalan sosu ekleyin.

Vegan Spagetti alla Carbonara

içindekiler

kaju sosu:

1 su bardağı kaju (geceden ıslatılmış)

3/4 su bardağı sebze suyu

2 yemek kaşığı besin mayası

3 diş kıyılmış sarımsak

1 doğranmış kırmızı soğan

Deniz tuzu

biber

Pastırma ve yumurta:

250 gr bütün spagetti

300 gr dar kase beyaz mantar (dilimlenmiş)

1 su bardağı bezelye (taze veya dondurulmuş)

1 küçük kırmızı soğan (doğranmış)

3 diş sarımsak (dövülmüş)

1-2 yemek kaşığı sızma zeytinyağı

taze maydanoz

Deniz tuzu

karabiber

kaju peyniri yapmak için

Kajuları yıkayın ve diğer malzemelerle birlikte bir karıştırıcıda karıştırın.

Pürüzsüz olana kadar karıştır.

Spagetti Carbonara yapmak için

Paket talimatlarına göre makarna pişirin.

Zeytinyağı gezdirin.

Zeytinyağını orta ateşte bir tavada ısıtın.

Sarımsak ekleyin ve 1 dakika kızartın.

Soğanı ve mantarları ekleyin ve kızarana kadar (yaklaşık 5 dakika) kızartın.

Bezelye ekleyin ve 3 dakika daha pişirin.

¼ fincan kaju peynirini karıştırın

Taze maydanozla süsleyin.

Pirinç eriştesi ile salata

içindekiler

pansuman

3 kaşık soya sosu

1 yemek kaşığı pirinç şarabı sirkesi

1 yemek kaşığı bal

1 çay kaşığı limon suyu

salata

100 gram pirinç eriştesi

1 havuç

1 kabak

1/4 yeşil soğan, ince kıyılmış

1 ince kıyılmış yeşil biber

1 ince kıyılmış sarı biber

1 demet taze kişniş, iri kıyılmış

1 küçük avuç iri kıyılmış kaju

1 çay kaşığı susam

1/2 kırmızı acı biber

Tüm sos malzemelerini birleştirin.

Erişteleri paketin üzerindeki talimatlara göre ıslatın.

Havuç ve kabak ile birleştirin.

Kalan tüm ince doğranmış sebzeleri ekleyin.

Sosa ekleyin ve kişniş, kaju fıstığı, susam ve kırmızı biberle süsleyin.

Vegan Spagetti Bolonez

içindekiler

200 gram spagetti

1 orta boy kabak, spiralize

1 orta boy kırmızı soğan, doğranmış

6 diş sarımsak, kıyılmış

2 su bardağı (480 ml) domates sosu

2 su bardağı (340 gram) pişmiş mercimek

1 ½ çay kaşığı İspanyol kırmızı biber

2 çay kaşığı kekik

2 çay kaşığı kırmızı şarap sirkesi

½ çay kaşığı deniz tuzu

Birkaç öğütülmüş biber

Paket talimatlarına göre makarna pişirin.

Bir tavayı orta-yüksek ateşte ısıtın.

Soğan, sarımsak ve biraz su ekleyin.

Yumuşak olana kadar kızartın ve kalan malzemeleri ekleyin.

Mercimekler ısınana kadar pişirin

Kabak ile birlikte makarnayı çıkarın.

Bolonez mercimek sosunu dökün.

Pesto ile doldurulmuş domatesler

içindekiler

Pesto kreması

2 büyük demet fesleğen (yaklaşık 2 su bardağı gevşekçe sarılmış yaprak)

1/4 su bardağı sızma zeytinyağı

1/4 su bardağı çiğ, ıslatılmış kaju fıstığı

1 diş sarımsak

1 çay kaşığı besin mayası

Tatmak için deniz tuzu ve karabiber

kinoa ile tepesinde

1 yemek kaşığı sızma zeytinyağı

1 orta boy kırmızı soğan, doğranmış

10 ons taze ıspanak

3 diş sarımsak

1/2 çay kaşığı İtalyan sosu

3 su bardağı pişmiş kinoa

6 yemek kaşığı vegan pesto

Deniz tuzu

tatmak için karabiber

Domates -

6 büyük domates (çekirdekleri ve çekirdekleri çıkarılmış)

2 yemek kaşığı sızma zeytinyağı

Tatmak için deniz tuzu ve karabiber

taze fesleğen

Fırını 400 derece F'ye ısıtın.

Tüm pesto malzemelerini bir karıştırıcıda birleştirin ve pürüzsüz olana kadar karıştırın.

Bir tavada soğanı zeytinyağında 7 dakika veya yarı saydam olana kadar soteleyin.

Ispanak ve sarımsak dişlerini ekleyin ve 2 dakika daha pişirin.

Pişmiş kinoayı, pesto sosunu, İtalyan baharatını, tuzu ve karabiberi ekleyin.

Her domatesin üstünü kesin. Tüm tohumları boşaltın.

Bir fırın tepsisine zeytinyağı dökün ve yayın.

Domatesleri tavaya alıp üzerine bir kaşık sıvı yağ gezdirin.

Tuz ve karabiber serpin.

Kinoa pesto sosunu her bir domatesin üzerine dökün ve üstünü arkaya yerleştirin.

30 dakika pişirin.

Fesleğen ile süsleyin.

www.ingramcontent.com/pod-product-compliance
Lightning Source LLC
Chambersburg PA
CBHW070414120526
44590CB00014B/1388